HYGIÈNE

PHILOSOPHIQUE

DES

Artistes Dramatiques.

On trouve cet ouvrage aux adresses ci-jointes :

MARCHANT, libraire, boulevart Saint-Martin, 12.
BARBA, libraire Palais-Royal, galerie de Chartres, 2.

Correspondances théâtrales.

MM. DUVERGER, rue Rameau, 6.
BELIN et PAYRAULT, rue Sainte-Anne, 55.
FERVILLE, rue Poissonnière, 33.
D'HARMEVILLE, rue Montmartre, 170.
COLLIGNON, rue de Cléry, 9.

LAGNY. — Imprimerie d'A. LE BOYER et Comp.

HYGIÈNE

PHILOSOPHIQUE

DES ARTISTES DRAMATIQUES,

OU

TRAITÉ DES CAUSES PHYSIQUES, INTELLECTUELLES ET MORALES QUI ENGENDRÉES OU FAVORISÉES PAR L'EXERCICE DE L'ART DRAMATIQUE, PEUVENT COMPROMETTRE LA SANTÉ DES ARTISTES QUI CULTIVENT CET ART;

OUVRAGE DESTINÉ AUX MÉDECINS, AUX ARTISTES ET AUX GENS DU MONDE,

PAR LE DOCTEUR **BROUC**,

Médecin de la Faculté de Paris, ex-professeur d'hygiène publique à la Société de Civilisation, membre de plusieurs sociétés savantes.

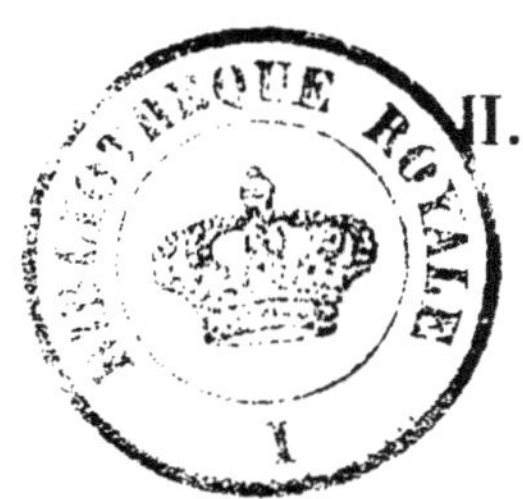

II.

PARIS,

TRINQUART, LIBRAIRE,

9, RUE DE L'ÉCOLE-DE-MÉDECINE.

1836.

LIVRE TROISIÈME.

INFLUENCE DES TRAVAUX INTELLECTUELS QUE RÉCLAME L'ART DRAMATIQUE.

CHAPITRE UNIQUE.

OCCUPATIONS INTELLECTUELLES TROP LONG-TEMPS SOUTENUES.

ARTICLE PREMIER.

Importance des travaux de ce genre pour la perfection de l'art.

L'artiste dramatique qui veut mériter un rang honorable parmi ses camarades et acquérir un talent digne de servir de modèle, ne doit point se borner à bien apprendre ses rôles, et à les rendre ensuite selon son inspiration. En agissant de la sorte, il ne fera jamais qu'un acteur inégal et peu distingué, et si le public avait été momentanément séduit, l'erreur ne serait pas de longue durée. Il faut plus de connaissances et plus de méditation qu'on ne le pense communément, pour bien comprendre une multitude de rôles qui paraissent souvent de la plus grande facilité, lorsqu'ils sont bien rendus.

Les connaissances que doit posséder l'acteur, varient suivant le genre de son talent. Pour se distinguer dans la tragédie, il importe qu'il connaisse parfaitement la prononciation de sa langue ; qu'il sache assez bien l'histoire, et qu'il médite particulièrement sur les points historiques relatifs à ses rôles; qu'il n'ignore pas les détails minutieux des costumes; il importe qu'il ait des idées nettes sur la psychologie et sur la physiologie des passions: c'est-à-dire, sur l'ordre dans lequel elles se produisent, elles se succèdent, et sur les aberrations mentales passagères qu'elles font naître : c'est-à-dire, sur les phénomènes involontaires, instinctifs, qui les révèlent aux yeux, dans les différentes attitudes du corps et dans les accens de la voix. Pour se faire un nom durable dans la comédie, il ne suffit pas de posséder un beau physique, une physionomie expressive et un son de voix enchanteur, il faut encore avoir observé soi-même les travers de l'esprit humain, et en avoir dérobé l'expression à la nature.

Un autre genre sorti du sein de la comédie, et qui au détriment de sa mère, a perfidement capté les faveurs du public, nous voulons dire la comédie-vaudeville, exige aussi quelques qualités exquises des acteurs qui y brillent. Ils doivent montrer beaucoup de naturel, une sensibilité vraie, et une grande sagacité d'imitation. Leur charge est moins lourde, mais il la portent fréquemment avec une aisance et une légereté qui ravissent. Nommer la comédie-vaudeville, n'est-ce pas nommer MM. Lepeintre, Goutier, Bouffé, Ferville, Mmes Vertpré et Volnys?

Combien ne faudrait-il pas de connaissances variées et de sagacité pour se faire une réputation illustre dans le drame tel qu'il devrait être, dans le drame qui change à tout propos de peuple et de climat, dans le drame qui se pique d'imiter fidèlement la réalité? Ces difficultés de l'art dramatique sont encore considérables dans la tragédie lyrique; nulle part plus de ressources réunies ne doivent être mises en usage. Qui veut mériter la célébrité qu'y ont obtenue les Pasta, les Malibran, les Tamburini, les Nourrit, etc, doit à une partie des connaissances nécessaires aux grands tragédiens, ajouter celle de la musique, portée à sa plus grande précision. Mais, dans quelque genre que ce soit, les travaux intellectuels les plus opiniâtres, seront presque toujours insuffisans, si l'on n'a reçu du ciel *l'esprit d'analyse.* Cette faculté merveilleuse est de la dernière importance pour les succès de l'acteur. Unie à des connaissances variées, elle engendre ordinairement des résultats beaux et durables : tel fut l'ensemble des qualités qui distinguèrent Talma, Monvel et Clairon. Seule, elle peut même quelquefois élever l'artiste au plus haut rang, et lui révéler des inspirations qui ravissent par l'émotion qu'elles causent et qui confondent par leur étonnante vérité : tel parut le génie de Dumesnil et de Duchesnoi. Sans elle, il n'est pas de talent véritable, il n'est point de renommée solide.

Ces études diverses, ces observations fines et positives, n'ont pas lieu sans exiger souvent des efforts intellectuels soutenus. Quelquefois l'artiste s'y livre dans la retraite, soit avant de débuter, soit pendant des mois ou des années de repos ; le plus souvent il est obligé de les mener de front avec l'étude matérielle de ses rôles. Examinons successivement les effets que les travaux intellectuels doivent ou peuvent opérer sur lui. Ils agiront soit sur son système nerveux cérébral, soit sur son système respiratoire, soit sur son système digestif, soit enfin sur son appareil locomoteur, c'est-à-dire, sur ses membres.

ARTICLE II.

Danger de l'étude trop prolongée.

Si l'artiste s'adonnait avec trop d'ardeur à une étude qui exigeât une contention intellectuelle prolongée, il aurait à craindre les maux qui sont ordinairement la suite d'une application trop opiniâtre. Son cerveau surexcité pourrait, ou bien s'engorger de sang et présenter les phénomènes de la congestion cérébrale ou de l'apoplexie; ou bien s'enflammer et revêtir ceux plus désordonnés, plus aigus de la fièvre cérébrale; ou bien encore, tomber dans un état de prostration souvent incurable. On a vu des savans recommandables, devenir maniaques ou imbéciles pour s'être appliqués avec un zèle imprudent à des travaux longs et pénibles. Ses organes respiratoires pourraient pareillement se congestionner, par suite du peu d'influence cérébrale qu'ils reçoivent alors, ainsi que de la position courbée où se trouvent le tronc et la poitrine durant l'assiduité qu'exige l'étude. Son système digestif pourrait aussi être à son tour lésé : les digestions deviendraient pénibles, l'appétit se perdrait; des embarras intestinaux l'incommoderaient continuellement : peut-être aussi qu'en raison de la position assise qu'il garderait le plus fréquemment, ses veines hémorroïdales s'engorgeraient outre mesure, et qu'il serait affligé de l'infirmité qu'on nomme les hémorroïdes. Enfin ses extrémités tant inférieures que supérieures, privées d'action et de mouvemens, finiraient par tomber dans une langueur fâcheuse, perdant leur force et leur nourriture. Toute son économie, dépouillée de ses principes vivifians, la distraction et le mouvement, l'air renouvelé et de bonnes digestions, ne ferait que végéter misérablement, au profit de son cerveau, qui ne tarderait pas lui-même à devenir la victime de l'occupation exclusive qu'il lui aurait prodiguée. A Dieu ne plaise que toutes ces craintes se réalisent! Mais elles sont liées entre elles dans les rappports les plus sévères : il est bon de les connaître : il importe de les prévoir : il importe de les prévenir.

ARTICLE III.

Conseils hygiéniques.

Pour arriver à ce but, l'artiste dramatique que l'amour de son art uni à une noble émulation, fait affronter les dangers d'une étude opiniâtre, doit avant tout consulter son tempérament et son âge. S'il est d'un tempérament sanguin, qu'il se défie de son système circulatoire; s'il est d'un tempérament bilieux, qu'il veille avec soin sur son appareil digestif. S'il est déjà arrivé au terme moyen de la vie, il supportera plus facilement une application soutenue qu'il ne pourrait le faire s'il était plus jeune. La saison et le climat sous l'influence desquels il travaillera, ne seront pas indifférens non plus. En hiver et sous un ciel modérément froid, il se sentira plus d'aptitude pour ses occupations intellectuelles que dans l'été, ou sous les zônes brûlantes : par conséquent dans le premier cas, une application prolongée lui sera moins fâcheuse que dans le second. Il n'est pas indifférent non plus qu'il étudie en ville ou à la campagne, dans un quartier sain, dans une rue bien aérée, ou dans un quartier sale, dans une rue étroite, malsaine. Ces dernières conditions ne peuvent qu'être contraires à sa santé. Quels que soient du reste son tempérament et les conditions climatérielles et hygiéniques dans lesquelles il se trouve, il lui sera bon, durant son assiduité à l'étude, de travailler plutôt dans la matinée et dans la journée que dans la nuit; de varier, s'il est possible, l'objet de ses travaux; de changer souvent de position en étudiant; de ne pas se servir de sièges trop mous et trop chauds; d'entremêler ses exercices intellectuels d'exercices corporels, comme d'une promenade à pied, d'une course à cheval, d'une partie de rivière ou d'une partie de chasse. Il devra plus que jamais être sobre dans ses repas et s'y procurer quelques causeries agréables. Des bains légèrement frais, pris à de courts intervalles, lui seront utiles. Il en est de même de frictions sèches faites avec légèreté sur toute la surface de son corps. Que s'il se sentait menacé de la migraine, il prenne aussitôt de la distraction et du mouvement; s'il était échauffé, outre les bains qu'il mettrait en usage, des tisanes rafraîchissantes, telles que du jus d'herbe, du petit-lait, du bouillon de veau, du tamarin, de la casse, de la chicorée édulcorée avec du miel, quelques clystères adoucissans, etc, lui seraient alors salutaires.

Il est à l'égard de ce dernier moyen, des vérités à connaître, et des exagérations à éviter. Si le liquide dont on fait usage ordinairement, est d'une température trop basse, il irrite à la longue les intestins qui le reçoivent, et peut modifier leur vitalité d'une manière fâcheuse : des faits multipliés témoignent journellement de ce genre d'abus. Si c'est l'eau pure que l'on emploie avec excès et par une sorte de manie, ce lavage inconsidéré, finit par enlever à la surface interne de la muqueuse des gros intestins, le fluide protecteur qu'elle sécrète, qui la lubrifie, et dont la diminution ou l'absence compromet d'abord ses fonctions, et donne lieu ensuite à des lésions organiques, toujours dangereuses. C'est peut-être à un abus de cette nature auquel Talma était enclin, qu'il a dû le rétrécissement du rectum auquel il a succombé. Il est donc de la dernière importance de ne point abuser des médications de ce genre, d'en assortir la température à la sensibilité de ses intestins, de la choisir telle qu'elle ne cause ni sensation de froid, ni sensation de forte chaleur, et de mêler à l'eau qui en est le véhicule, quelques substances adoucissantes telles que le son, l'amidon et la racine de guimauve.

Quelque recommandable que soit cette médication, elle ne dispense point, ainsi que beaucoup de personnes se l'imaginent, de l'observation d'une sobriété prudente dans la satisfaction des besoins du corps et des plaisirs de l'esprit. Il ne faut pas se figurer qu'on possède en elle un verdict d'acquittement infaillible contre toutes les condamnations que l'intempérance peut faire encourir, et qu'il suffise d'en faire un usage habituel pour braver impunément les excès de table et les fatigues de boudoir. Un teint délicat que de nocturnes orgies ont de bonne heure flétri, ne refleurit pas sous une telle influence; une santé qui languit sous les excitations désordonnées qui l'ont abattue, ne se retrempe point dans un tel élément. Étrange illusion! on s'ingénie à croire que l'on est invulnérable à ses propres passions lorsqu'on leur oppose cette défense, et l'on ne voit pas tous les ravages qu'elles font, toutes les santés qu'elles débilitent, toutes les peaux qu'elles rident avant l'âge, tous les teints qu'elles flétrissent, toutes les organisations qu'elles détériorent, en dépit de cette arme vaine, ou funeste par la perfide sécurité qu'elle inspire. Vous tous, qui êtes possédés de cette erreur, croyez-en notre expérience médicale! Ce n'est pas là qu'il faut chercher un remède certain contre les incommodités qui vous affligent; ce n'est pas à cela qu'il faut exclusivement recourir pour entretenir la fraîcheur de votre talent et de vos charmes. Faites ordonner une purgation à votre cervelle, disait Montaigne, elle y sera mieux employée qu'à votre estomac.

Tels sont en général les moyens les mieux indiqués auxquels l'artiste doit avoir recours contre les dangers qui résultent fréquemment des efforts intellectuels imprudemment prolongés.

Nous pourrions facilement étendre le champ de ces conseils hygiéniques, mais ce serait peut-être sans nécessité. Ce que nous avons dit nous paraît suffire d'autant mieux que peu d'artistes se mettent sur ce point dans le cas d'avoir besoin de nos avis. L'étude des connaissances essentielles à leur art n'est pas ce qui les inquiète le plus. Une autre cause tendrait encore à rendre inutiles de plus longs détails à cet égard, c'est qu'en général, les artistes qui s'instruisent avec le plus d'ardeur, s'occupent en même temps, quand ils le peuvent, et des études particulières auxquelles ils s'appliquent, et des travaux que leur impose l'exercice de leur profession : coïncidence qui modifie, jusqu'à un certain point, les mauvais effets des excès intellectuels qui ont fixé notre attention dans ce chapitre. Mais, quel que soit le mode d'étude qu'il emploie, l'artiste dramatique qui a le cœur assez haut pour comprendre toute la dignité de son art, qui sait se pénétrer de l'importance qu'il existe pour lui d'être autre chose qu'une machine montée à réciter des vers, ou à chanter des cantilènes; qui sait élever sa profession au niveau des autres professions libérales, méritera toujours et l'admiration de la foule, et l'estime des hommes de mérite, capables de l'apprécier. Dépouillez M. Lafon des souvenirs de gloire scénique qui l'ont accompagné dans sa retraite, M. Nourrit de sa voix, de sa méthode et de sa puissance d'expression; dépouillez M. Michelot de ses grâces, de sa diction et de sa connaissance profonde de son art, ils n'en resteront pas moins des hommes de mérite et de bonne compagnie. Ravissez à mademoiselle Demerson son talent théâtral, à mademoiselle Minette l'esprit qu'elle met toujours dans ses rôles, à mademoiselle Vert-pré la finesse expressive de son jeu, elles n'en seront pas moins des femmes éclairées et spirituelles.

LIVRE QUATRIÈME.

INFLUENCES MORALES.

SECTION PREMIÈRE.

INFLUENCES MORALES NATURELLES DONT LE DÉVELOPPEMENT EST FAVORISÉ PAR L'ART DRAMATIQUE, C'EST-A-DIRE PASSIONS.

CHAPITRE PREMIER.

DE L'AMOUR.

ARTICLE PREMIER.

Distinction entre les différentes sortes d'amour.

Assez d'autres ont déjà écrit sur un sujet si flatteur. Leur imagination s'est facilement échauffée sous l'influence vivifiante de cette idée enchanteresse. Ils ont loué l'amour avec toute la complaisance que l'on met à parler de ses amis, oubliant leurs défauts pour ne montrer que les qualités qui les distinguent. Soit qu'ils content les joies dont il nous abreuve, soit qn'ils représentent les tourmens qu'il nous cause, ils le font d'ordinaire avec tant de charme et d'indulgence, que l'on braverait avec plaisir ces tourmens séducteurs pour obtenir les joies qui y sont attachées. A Dieu ne plaise que nous ridant le front avant l'âge, nous venions opposer une sévérité ridicule à leurs peintures folâtres, ni aux exagérations éloquentes dont ils captivent ceux qui les écoutent, des exagérations d'une autre nature, insipides et banales! Plus heureux que nous, ils n'ont montré d'un sujet si piquant et si grave tour à tour, que le côté le plus aimable, nous laissant le plus maussade pour notre part : leur but était de plaire, ils ont souvent réussi; le nôtre est d'éclairer et d'être utiles, réussirons-nous comme eux?

A d'autres encore le soin facile de réunir dans un plaidoyer adroit toutes les circonstances qui témoignent en faveur de ce sentiment : de peindre l'infortune du proscrit par lui consolée, les distances sociales par lui rapprochées, le sort d'un être chéri, quelque funeste qu'il soit, par lui partagé avec ivresse : de compter les passions qu'il écarte, les douceurs secrètes qu'il prodigue à plus d'un malheureux qui n'a que lui pour ami, l'ennui des riches qu'il occupe, le pardon même qu'il accorde parfois au repentir de ceux qui l'ont le plus offensé par leurs folies : de montrer le pâle foyer de la cabane dont il réchauffe la joie, les ménages modestes où il entretient l'harmonie, les spectacles, les fêtes, les voyages d'agrément dont il multiplie le plaisir : de rappeler enfin que les sociétés lui doivent leur existence, et que toute civilisation date du moment où la force et son féroce orgueil ont tendu les bras aux fers charmans de l'amour. Notre mission n'est pas de nous attendrir à ces paroles spécieuses. Un instant d'erreur peut démentir des années de vertu. Les témoignages suspects de l'amitié n'atténuent point la faute d'un coupable. Juge impassible, nous connaissons des faits qui nous sont soumis, et n'allons point chercher dans un passé favorable des excuses funestes pour pallier les torts du présent. Voici la faute, il faut sévir contre elle : voici le mal, il faut tâcher d'y remédier. Mais hâtons-nous de remplir notre charge pour en déposer ensuite les insignes austères, de peur que, par une plus longue attente, l'émotion naturelle à l'homme ne trahisse les devoirs du juge.

L'amour ! ce mot est beau ! a dit quelque

part la Fontaine. Sans doute; mais pour en apprécier toute la beauté, il faut en bien connaître le sens. « L'amour doit être, dit Cabanis, le consolateur, mais non l'arbitre de la vie, il l'embellira, mais il ne la remplira point. Lorsqu'il la remplit, il la dégrade, et bientôt il s'éteint lui-même dans les dégoûts.» Ainsi l'amour, né d'un besoin de la nature, entretenu par les plaisirs qui y sont cachés, et par les délices qu'éprouvent deux êtres différens, à épancher librement dans le sein l'un de l'autre, et leurs pensées les plus intimes, et leurs émotions les plus sacrées, ne ressemble guère à ces passions effrénées qui n'ont de réalité que dans les obstacles qui les irritent; à ces piques de la vanité aussi fragiles et aussi fugitives que la cause qui les a produites; à ce dévergondage des sens qui, pour être lassé, n'est jamais rassasié; à ces spéculations flétrissantes, aussi souvent à plaindre qu'à blâmer. Cependant on confond ces deux séries de faits, sous la même dénomination : le même mot sert le plus fréquemment à exprimer des actions si dissemblables, et si éloignés dans leurs conséquences. Nous ne commettrons pas cette sacrilège confusion ; et, distinguant avec soin ces deux sortes d'amour, nous présenterons successivement le tableau de leurs influences, diamétralement opposées, sur la santé, sur les talens et sur la considération de l'artiste dramatique.

Mais venir gourmander l'amour au logis même de ceux qui gâtent cet enfant, n'est-ce pas s'exposer à leur inimitié? Vouloir le leur enlever de vive force, n'est-ce pas vouloir ôter à Pan sa flûte, aux Parques leurs ciseaux? Parler contre ce criminel devant un auditoire qui le protège, n'est-ce pas blâmer les maux de la guerre devant une assemblée de maréchaux de France ; n'est-ce pas accuser les sciences en présence d'une académie célèbre? Le moyen d'être écouté. On le peut néanmoins. C'est l'heure qu'il faut saisir. C'est la franchise de sa discussion, la modération de ses paroles, le désintéressement de ses motifs, qui nous font pardonner d'ordinaire au mortel importun dont la prudence nous tracasse et nous contrarie. La vérité qui s'arme d'un bouclier et d'une lance, fait peur et invite à la défensive; celle qui couvre sa nudité du plus simple vêtement, conservant pour toute parure, les grâces naïves de l'amitié, celle-là prévient et persuade.

ARTICLE II.

Influence de l'amour raisonnable sur l'artiste dramatique.

Considéré soit par rapport à sa qualité d'homme, soit par rapport à l'art qu'il cultive, l'artiste dramatique doit se ressentir heureusement des douces émotions d'un amour présidé par l'estime et par la tempérance. Sous le premier point de vue, tantôt il peut être amant tendre et respectueux, et alors par quelles suaves sensations ne passe-t-il point depuis le premier aveu, depuis la première préférence, j'usqu'à l'expiration des derniers refus! Par quels mélanges de craintes et d'espérances n'est-il pas tour à tour transi ou animé! A quelles séries d'agitations et de mouvemens sa circulation et son système nerveux ne sont-ils pas soumis! Quelles différences ne présente pas sa digestion, selon qu'il a été bien ou mal accueilli par l'objet aimé, selon que son ciel est serein ou bien voilé de quelques nuages! Tantôt il peut être l'heureux possesseur de celle qu'il affectionne et qu'il respecte, et alors ses jours se partagent entre les travaux de sa profession, et le culte qu'il aime à rendre à l'objet qu'il préfère : il trouve chez lui autant de doux soins, de tendresse et de paix intérieure, qu'il est donné à l'homme d'en posséder; et sa santé, exempte des inconvéniens, et d'une tempérance outrée et d'une incontinence abusive, présente les conditions les plus favorables qu'il soit permis d'opposer aux agressions des causes morbides étrangères. Est-il devenu père? le ciel, par ce lien nouveau, l'a-t-il uni plus intimement encore à celle qu'il a choisie? La tendresse et l'estime qu'il porte à la mère, rejaillissent sur les enfans qu'elle lui a donnés, et alors il sent naître et grandir en lui l'instinct conservateur de la paternité; il envisage la vie d'une manière plus sérieuse; il redouble d'efforts pour acquérir une célébrité qui, de nos jours, promet presque constamment quelques sourires gracieux de la fortune; il entasse avec plus de vigilance et d'économie, les récoltes que lui a procurées son talent; il comprend peut-être enfin, avec plus d'énergie, le nouveau rôle dans lequel il doit se présenter à la considération des hommes, sous le titre doux et glorieux d'honorable père de famille. Sous ce premier point de vue encore, les artistes du sexe féminin se présentent sur une échelle à peu près semblable, et revendiquent, à peu près dans la même proportion, une justice analogue. Amante pudique, elle a le bonheur d'éprouver quelquefois les naïves alarmes d'un cœur né pour l'amour et qui craint d'aimer; les mêmes frissons, la même chaleur parcourent tour à tour ses membres délicats, la même vie palpite en elle; les mêmes angoisses d'espérances et de craintes, de joie et de déplaisir, agitent et troublent sa jeune tête. Maîtresse chérie ou épouse digne de l'être, de l'homme auquel son cœur a juré tout bas d'être fidèle, elle jouit des mêmes avantages qu'une position semblable à la sienne procure à l'artiste du sexe masculin. Mère ! ah ! c'est alors que la vie se multiplie pour elle de toutes les existences qui se sont tour à tour formées dans son sein ; c'est alors aussi qu'elle s'attache plus étroitement à l'amour qui les y a portées, et, quand sa santé le lui permet, à sa profession qui lui donne les moyens de les entretenir. Le sentiment instinctif de la maternité ne se manifeste peut-être chez aucune femme avec plus d'énergie que chez les artistes du sexe qui affectionnent ou qui respectent le père de leurs enfans. Combien d'exemples n'en pourrions-nous pas citer? Combien de faits ne pourrions-nous pas accumuler, si nous ne parlions à des personnes dont la mémoire serait peut-être sur ce point, plus prodigue encore que la nôtre ?

Sous le second point de vue, l'importance du véritable amour est plus manifeste encore, s'il est possible. Comment supposer que des âmes froides et stériles, exemptes de faiblesses comme d'élans généreux, qui n'ont même pas l'honneur d'imposer un frein à aucune exigence de leur nature, puissent jamais comprendre convenablement les passions qui fourmillent au théâtre, et que les organes qui en sont chez elles les truchemens passifs, puissent jamais rendre ces mêmes passions avec sensibilité, avec entraînement! Mademoiselle Gaussin eût-elle été si touchante dans Zaïre, mademoiselle Dumesnil, si déchirante et si vraie dans Mérope, si ces deux femmes justement célèbres n'eussent antérieurement éprouvé elles-mêmes, les délices quelque passagères qu'elles fussent, de quelque sentiment passionné qui eût fait vibrer leur cœur? Les grandes pensées viennent du cœur, a dit Vauvenargues. Nous ajoutons que l'expression convenable des grandes pensées en vient aussi. Jamais, oh! non, jamais, un être bas, méprisable, sali de crimes et d'ordures, n'aura ni la voix assez pure, ni le talent assez élevé, pour mériter les applaudissemens des connaisseurs dans les beaux rôles de la scène française. L'expression de l'amour, en particulier, exige qu'on ait connu ce sentiment, assez du moins pour qu'on puisse encore se réchauffer par le souvenir aux heureux rayons de sa première flamme, mais non de manière à ce que l'âme et l'intelligence, blasées par ses coupables excès, n'y voient plus qu'une puérilité de jeunesse, ou qu'un objet de trafic lucratif. On connaît à ce sujet l'anecdote suivante d'une ancienne actrice qui, donnant des leçons à une jeune personne, en qui elle voulait provoquer des mouvemens de dignité, de tendressse et de désespoir, lui demanda ce qu'elle ferait si elle était abandonnée d'un amant chéri. La jeune élève répondit, qu'elle en prendrait un autre. — Fuyez! s'écria l'actrice indignée, vous n'êtes digne ni de sentir, ni de jouer la tragédie.

ARTICLE III.

Influence de l'amour déraisonnable sur la voix de l'artiste.

Quels que soient les effets heureux qui résultent pour l'artiste, de la tempérance dans les plaisirs de l'amour et de la jouissance paisible des douces émotions qu'il fait goûter, les résultats funestes d'une incontinence effrénée sont plus manifestes encore. Ces excès, le plus souvent blâmables, détruisent insensiblement la voix, nuisent à la mémoire, affaiblissent l'imagination, compromettent la santé, énervent l'énergie de la volonté, diminuent l'amour-propre, ravissent et l'aptitude au travail, et le temps nécessaire pour l'étude, réduisent enfin leur victime dans un état pitoyable d'anéantissement physique et intellectuel et de dégradation morale.

Examinons successivement ces différens inconvéniens. Les faits ne nous manqueront pas ; puisse la vérité des couleurs ne pas nous manquer non plus.

Nous avons déjà relaté plusieurs faits intéressans qui démontrent quelles sympathies étroites existent entre la voix et les organes génitaux. Il suffit à l'artiste, pour se convaincre de la réalité de ces assertions, de jeter ses regards autour de lui. Les preuves viendront en foule déposer en notre faveur. Il entendra celui-ci, porteur ordinaire d'une voix bien sonore et bien souple, se plaindre avec raison de son indocilité passagère, et remontant dans sa pensée à la cause prochaine de cet accident, murmurer avec justice : « Madame, vous l'avez voulu! » Il verra celle-là, dont la voix surprenait pas son étendue, se trouver tout à coup en défaut de quelques notes. En demandera-t-il la cause avec empressement? Elle ne l'écoutera point, mais elle s'écriera dans son regret : « Je le lui avais bien dit! » Celui-ci se présentera avec une voix éteinte et tremblante, pour avoir fait abnégation de ses forces vitales au profit de plaisirs violens et destructifs : celle-là n'aura plus qu'une voix rauque, des intonations dures et grossières, pour avoir consumé son existence délabrée à la poursuite de sensations désordonnées. Citerons-nous quelques faits particuliers ? parmi ceux que nous possédons, nous en choisirons deux assez remarquables sous plus d'un rapport.

Observation d'une actrice.

Le premier est celui d'une jeune personne qui avait débuté sous les plus heureux auspices, sur le théâtre d'une ville dans laquelle nous habitions. Elle remplissait les rôles de soubrette et se faisait remarquer aussi bien par la finesse candide de son jeu que par la fraîcheur de sa voix. On disait, lors de ses débuts, que sa conduite était exemplaire, et cette réputation ajoutait encore aux hommages sincères que le public se plaisait à rendre à sa gentillesse et à son talent. Elle ne persista pas long-temps, malheureusement pour elle, dans cette voie prudente et raisonnable. Les flatteries la corrompirent, ses liaisons féminines et les séductions de l'autre sexe l'emportèrent bientôt sur sa vertu inexpérimentée. Les rênes de la sagesse une fois lâchées, son tempérament fougueux s'emporta. Elle courut de séductions en séductions, si bien qu'insensiblement la vivacité de son jeu diminua, les grâces naïves de sa physionomie s'évanouirent, sa voix si fraîche six mois auparavant, devint sourde, dure et monotone, et les bravos accoutumés du public éprouvèrent les mêmes transformations qu'avaient subies et son jeu, et ses grâces et sa voix. Aux applaudissemens empressés succéda d'abord la plus complète indifférence : cette indifférence devint ensuite de l'inimitié. Cette inimitié se manifestant journellement par des quolibets et par des huées qui semblaientprésager de plus poignantes injures, la contraignit d'abandonner ce théâtre, témoin, l'année précédente, de la ferveur et de l'enthousiasme indulgent qui avaient accueilli ses premiers débuts.

Observation d'un acteur chez lequel le traitement a été suivi de guérison.

Le second est celui d'un artiste, ténor dans un des principaux théâtres de la province, qui vint nous consulter, il y a quelques mois, se plaignant d'une perte considérable dans l'étendue et dans le timbre de sa voix. Nous lui demandâmes d'abord la cause réelle ou probable de sa maladie, et il nous raconta l'anecdote suivante. « J'avais été, nous dit-il, jusqu'à l'époque du mal qui m'afflige, d'une tempérance raisonnable sur les plaisirs de l'amour; même je portais assez loin mes précautions à cet égard, tant j'en craignais les inconvéniens pour ma voix que je reconnaissais susceptible et délicate. Mais il était sans doute écrit que toute ma vigilance devait être surprise, et que je devais perdre en quelques heures le fruit de plusieurs années de soins. Sur la scène où j'occupais les premiers emplois, une actrice nouvelle parut et fit briller des grâces et des beautés auxquelles ses camarades ne m'avaient pas encore accoutumé. Ses talens et la dignité de ses manières opérèrent sur moi un effet magique. J'en devins éperdument amoureux. Sa résistance et les préférences qu'elle m'accordait en même temps, mirent le comble à la passion dont j'étais dévoré; et, lorsque convaincue enfin de la ferveur de mes désirs, elle y eut accédé, ma prudence coutumière m'abandonna tellement, que le lendemain de mon bonheur je me trouvai incapable d'aborder un seul des morceaux que j'attaquais auparavant avec le plus de facilité. J'avais perdu plusieurs notes dans le haut, et les sons que je pouvais encore rendre étaient voilés. Nous espérâmes qu'un peu de repos et de sagesse réparerait le mal : notre attente fut vaine. Je me décidai à aller consulter les médecins de la ville où j'étais employé : l'un me conseilla des fumigations, je les fis inutilement; un autre m'ordonna des purgatifs que je pris sans aucun effet avantageux ; un autre encore des applications réitérées de sangsues au-dessous de la mâchoire et dans la région du larynx; elles furent faites et ne causèrent aucune amélioration. Enfin, fatigué de souffrir et de mon mal et des remèdes, je résolus de venir à Paris pour essayer les dernières ressources de l'art. Quelques amis m'ont parlé de vous, monsieur, et je suis vite accouru, palpitant d'espoir et de crainte. Décidez si je dois renoncer à l'espoir d'une guérison, ou s'il m'est permis de l'attendre de vos soins. » Tel est le récit que nous fit cet estimable artiste ; tel est donc le danger auquel exposent quelquefois les excès, même passagers, dans les voluptueuses fatigues de l'amour. Nous ajouterons, pour compléter cette histoire, que cet artiste nous a quitté au bout d'un mois dans un état assez satisfaisant, et que les moyens de traitement employés par nous, se sont adressés particulièrement aux organes génitaux ainsi qu'au système nerveux de notre patient.

Observation tirée de la vie de Larive.

Rappellerons-nous, en terminant ce paragraphe, l'anecdote si remarquable qui concerne le célèbre acteur Larive ? Chacun sait quelle était la beauté native de sa voix à laquelle il devait en grande partie sa réputation. Eh bien ! cette voix si sonore, si pure, si flexible, il la perdit à la suite d'imprudentes fatigues amoureuses. Il employa d'abord mille moyens divers; rien ne réussit. Que faire ? il fallait quitter le théâtre, abandonner le terrain de ses conquêtes, de ses victoires; il le fit. Il abandonna la scène. Sur ces entrefaites, un enfant lui naquit. Il eut l'ingénieuse idée de lui dérober journellement une partie de l'aliment destiné à sa jeune existence; le père et l'enfant puisèrent aux mêmes sources pendant l'espace d'une année, et ces seins maternels qui avaient palpité d'émotions plus vives, mais jamais plus douces et plus sublimes, eurent le double bonheur de sevrer heureusemen à terme et l'enfant gros et bien venu, et la voix du père qui avait recouvré dans cette lactation touchante les belles qualités qu'elle avait perdues. Larive reparut de nouveau sur la scène, y fut de nouveau admiré comme par le passé. L'amour avait causé le dommage, l'amour le répara. C'est ainsi que le veulent les lois. Plût au ciel qu'à cet égard, on n'eût jamais à se plaindre de leur infraction!

ARTICLE IV.

Influence de l'amour déraisonnable sur la mémoire et sur l'imagination.

Qui ne sait à quel point le cerveau est tributaire des fatigues qui suivent les plaisirs exagérés de Vénus? N'avez-vous pas éprouvé tantôt cette pesanteur incommode, que vous diriez une barre de plomb qui comprime impitoyablement votre front; tantôt cette espèce de vide pénible qui semble s'étendre dans toute la capacité du crâne, commme si on en eût, avec un crochet de fer, ôté toute la substance cérébrale. Dans ce moment, vos sens ne remplissent qu'à peine leurs fonctions; vos yeux ne voient plus, votre ouïe n'entend plus; votre goût, votre odorat n'ont presque plus de sensibilité; vous êtes plongé dans une sorte d'anéantissement qui n'est troublé quelquefois que par des images incohérentes, confuses, demi-formées, qui passent, repassent en désordre, comme une fantasmagorie, devant votre intelligence affaiblie qui en est le seul spectateur. Eh bien! que la cause qui a donné lieu à l'état que nous venons de décrire se récidive souvent, cette espèce de stupeur, au lieu d'être passagère, deviendra permanente; le cerveau épuisé de ses sucs réparateurs, ne pourra plus réagir sur lui-même; ses facultées s'éteindront; peut-être même quelques-uns de ses lobes éprouveront-ils une modification visible, et alors tous ces dérangemens organiques se traduiront à l'extérieur par une perte plus ou moins complète des attributs supérieurs dont cet organe a le privilège. La mémoire, l'imagination, l'intelligence se ressentiront tour à tour du mal qui consume leur père nourricier. Voyez ce jeune adolescent à la démarche hardie, au regard impudent : il n'a plus ni la timidité, ni les grâces de son âge. Depuis que des relations dangereuses et prématurées lui ont ravi sa candeur, et qu'en singe mal habile, il croit imiter l'homme, au rôle emprunté duquel il donne des démentis fréquens, ses études sont négligées, la paresse est désormais devenue son domaine : voudrait-il parfois se remettre de nouveau à l'œuvre, il ne le peut plus; sa mémoire l'a abandonné, il l'a perdue. Regardez cette femme à qui les études brillantes de son enfance semblaient présager des succès plus beaux encore dans un âge plus avancé. D'où vient que toutes ces espérances se sont évanouies, qu'elle ne possède même pas le bon sens nécessaire pour la conduite ordinaire de sa vie, que son imagination est froide, languissante et stérile? C'est qu'elle est précipitée sans frein dans la cohue de ses passions, et qu'en néophyte imprudente et fanatique, elle a sacrifié à trop de Vénus en même temps. Mais, laissons de côté les allusions, quelque vraies qu'elles puissent être, et citons des faits particuliers dont l'authenticité nous soit garantie.

Observation d'un jeune homme, élève e déclamation.

Nous avons connu un jeune homme, âgé de seize ans, doué d'une mémoire facile, imperturbable, d'une extrême sagacité, et qui se destinait au théâtre. Il avait été reçu avec empressement dans une école de déclamation dont il faisait l'honneur : même il allait quelquefois jouer sur des théâtres de société, aux grands applaudissemens du public qui s'y rencontrait. Une dame du monde, qui avait eu plusieurs fois l'occasion de le voir et de l'entendre, s'étant prise d'une affection toute maternelle pour le jeune homme dont un léger duvet couvrait à peine le menton, voulut lui être utile et le lancer un peu. Celui-ci, qui n'aspirait depuis longues années qu'à entrer dans le monde, prit goût à la manière charmante dont on l'y présentait, et il fut si bien lancé, qu'en peu de temps il perdit d'abord sa facilité pour retenir la prose, ensuite la mémoire des vers, ensuite la vivacité de son jeu, ensuite sa santé, ensuite sa vie.

Observation d'une actrice habile.

Nous avons eu l'occasion de donner quelques soins à une actrice non dénuée de mérite, qui s'était fait surtout remarquer, sur le théâtre où elle exerçait son art, par la souplesse de son imagination, et par sa facilité à saisir les nuances les plus délicates de ses rôles sans les avoir vu remplir préalablement par les actrices chargées des premiers emplois. Lorsque nous nous fûmes présenté chez elle, à son invitation, elle se plaignit beaucoup et assez vivement de ne plus retrouver pour un nouveau rôle dont elle était chargée, ses inspirations d'autrefois et les intentions qui lui avaient si souvent réussi. Cet accident la chagrinait fort; son amour-propre en souffrait; elle en était émue, désespérée. Nous parvînmes insensiblement à la calmer, à la consoler; et nous étant assuré, par voie d'élimination, que cet affaiblissement de son imagination coïncidait avec les exigences fréquentes de celui qu'elle avait admis récemment aux secrets de sa couche, nous lui conseillâmes la distraction, l'exercice, une nourriture succulente, quelques boissons ferrugineuses, et principalement une continence graduellement augmentée. Quelques semaines après son imagination reparut, ses moyens revinrent avec plus d'éclat, elle fut même trouvée plus ravissante et plus passionnée qu'elle ne l'avait jamais été. Encouragée par cette épreuve, elle continua à mettre à profit nos avis, et à comprendre qu'une femme qui veut se conserver dans la fraîcheur de sa beauté ou de ses talens, doit, à l'exemple de Louis XIV, garder le plus long-temps possible ses anciens ministres, car les nouveaux venus sont toujours âpres à la curée, et répètent, chacun à son tour, les mêmes vols qui ont été commis par leurs prédécesseurs, jusqu'à ce qu'ils ne trouvent plus de quoi voler.

ARTICLE V.

Influence sur la santé, etc.

Les excitations trop fréquemment répétées des organes génitaux entre l'homme et sa compagne, peuvent opérer des ravages affreux sur leur santé respective. Par suite de ces déplorables abus, et toujours proportionnellement à l'âge et aux forces de l'individu, des douleurs incommodes lui labourent les flancs et les reins; des rétentions d'urines spasmodiques l'inquiètent et l'affligent; il peut être subitement affecté d'une paralysie de la rétine; des pertes de liqueur séminale l'énervent et le consument; sa peau se flétrit et se décolore; plus de tissu adipeux qui la coussine, plus de matière colorante qui l'anime, plus de fluide perspiratoire qui la lubrifie; quelquefois aussi plus de système pileux qui la réchauffe et l'embellisse. Ses muscles amaigris deviennent flasques et pâles; plus de forces, plus d'énergie. Ses os, tantôt friables à l'excès, se brisent au moindre choc, au moindre mouvement; tantôt rachitiques, se courbent et se plient contre leur direction naturelle; tantôt enfin sont le siège de douleurs lancinantes qui ne cessent ni le jour ni la nuit; sa colonne vertébrale, en partie cariée, se dévie et s'affaisse. Son système digestif, toujours perverti dans sa nutrition, s'acquitte mal de ses fonctions, s'affecte pour la moindre cause; ce sont des indispositions continuelles; c'est souvent une maladie chronique incurable. Sa poitrine, sans cesse fatiguée par l'abord d'un sang pauvre, incapable de la nourrir, tombe enfin dans l'étisie; ses côtes se dévient; sa cavité thoracique se rétrécit, et ses poumons corrompus se peuplent d'une infinité de tubercules, qui, quelquefois se multiplient encore et dans son larynx, et dans son foie et dans ses intestins, et dans ses os. Son cœur, lassé d'agir sur un sang si peu riche, lassé en outre de surexcitations qui reviennent continuellement, devient le siège d'une multitude de lésions organiques, qui se manifestent et par des étouffemens, et par des palpitations, et par des hydropisies consécutives, étouffemens, palpitations, hydropisies que termine trop fréquemment la perte de la vie. Ses reins et sa vessie, dont les fonctions sont souvent dérangées, et qui partagent avec tous les autres organes le malaise général, souffrent d'une infinité de lésions presque constamment funestes. Souvent chez la femme, la matrice et le vagin se désorganisent, se changent en une masse cancéreuse. Alors quelles douleurs atroces, quels gémissemens! Vains regrets! le mal est là, rongeur, et n'a point de relâche qu'il n'ait dévoré sa proie.

Enfin le système nerveux cérébral de cet

individu, ou bien s'enflamme, ainsi que ses enveloppes : de là les encéphalites et les monomanies érotiques; ou bien s'énerve, s'atrophie : de là les démences, les idioties produites par cette cause destructive. Sa moelle épinière, s'affectant à son tour, traduit sa souffrance par des douleurs locales poignantes et par la paralysie plus ou moins complète de ses extrémités inférieures et de sa vessie ; il devient impotent et cul-de-jatte. Quelle est dans cette maison d'aliénés, cette femme, jeune encore, qui vient à vous, vous prend le bras, vous agace par des propos lubriques et vous accablerait des plus tendres caresses, si vous vous y prêtiez? Tantôt sa voix est mélancolique et tendre, ses idées sont douces et amoureuses; tantôt elle s'anime, la contrainte l'irrite, ses yeux brillent d'une horrible lubricité, sa bouche profère les plus obscènes provocations, elle pratique avec fureur sur ses charmes flétris des attouchemens effrénés, quelquefois sanglans ; puis elle se secoue et rit d'une joie effrayante ; puis elle retombe anéantie ! C'est une folle que les excès de l'amour ont de bonne heure faite comme vous la voyez. Quel est, dans cette cour, cet homme en cheveux gris, quoique sa figure ne soit pas celle d'un vieillard, qui se promène solitaire et murmure toujours quelques paroles inintelligibles ? Parlez-lui, il vous regardera d'un air hébété ; insistez, il vous répondra une injure analogue au reste d'idées qui le préoccupent ? C'est un imbécile, que des excitations blâmables ont de bonne heure blasé, énervé et rendu fou. Pour qui ces préparatifs? pour qui cet appareil? pour qui ces instrumens tranchans, ces pinces, ces élèves qui attendent et se poussent à qui sera le mieux placé? pour qui ce lit de douleur, et ce grand chirurgien qui attend aussi lui en souriant à celui-ci, en disant un bon mot à celui-là ? C'est pour une ex-danseuse-figurante de l'Opéra, atteinte d'un cancer commençant du col.

Demandez-vous aux statistiques médicales les influences approximatives des exagérations ou des excès de l'amour sur les aberrations de l'intelligence humaine, voici quelle est à peu près leur réponse. Sur quatre mille quatre cent quatre aliénés reçus à Bicêtre, de 1815 à 1820, on a cru s'être assuré que l'amour, la débauche et l'hysterie avaient causé la folie de trois cent soixante-trois d'entre eux, c'est-à-dire du douzième du nombre total des malades reçus pendant ce laps de temps. Mille cinq cent cinquante-sept aliénés sont entrés à Charenton, de 1825 à 1833. Sur ce nombre, trois cent trente sont cités pour avoir provoqué le dérangement de leur intelligence à l'aide de l'onanisme et du libertinage : c'est le quart à peu près du nombre total des aliénés reçus et traités pendant ce période de huit années. De cent soixante personnes atteintes d'aliénation mentale, reçues à l'hôpital des aliénés du Bon-Sauveur, à Caen, pendant les années 1829 et 1830, chez lesquelles on a pu reconnaître à peu près les causes du mal qui les affligeait, seize fois l'amour malheureux et l'onanisme se sont présentés comme coupables dans cet examen : c'est à peu près un neuvième du nombre total des causes présumées. Les recherches statistiques de ce genre les plus dignes de foi, révèlent presque toutes des résultats analogues. Quelque circonspection qu'on doive mettre en général dans les conséquences que l'on déduit des valeurs arithmétiques appliquées à la connaissance des phénomènes de la vie, comme ces conséquences se montrent ici appuyées du raisonnement et de l'expérience, il est de toute probabilité qu'elles approchent beaucoup de la vérité. Il n'en est peut-être pas de même des résultats suivans. On a souvent répété que le célibat favorise, dans la société, les développemens des affections mentales. En 1822, on a trouvé qu'à la Salpêtrière, sur mille sept cent vingt-six femmes aliénées, neuf cent quatre-vingts étaient célibataires, deux cent quatre-vingt-onze étaient veuves, et trois cent quatre-vingt-dix-sept seulement étaient mariées. Pareillement, sur sept cent soixante-quatre hommes aliénés, quatre cent quatre-vingt-douze étaient célibataires, cinquante-neuf veufs et deux cent-et-un mariés. Parmi les quinze cent cinquante-sept aliénés reçus à Charenton dans le période d'années que nous avons déjà indiqué, six cent quatre-vingt-dix-huit étaient célibataires, cent vingt-neuf étaient veufs, et sept cent cinquante mariés. Dans l'hospice du Bon-Sauveur, à Caen, il y avait de 1829 à 1830, sur trois cent vingt-cinq malades, deux cent douze célibataires et cent treize personnes mariées. Ces faits, tout vrais qu'ils soient, loin de prouver, comme on l'a prétendu, en faveur du mariage, témoigneraient au contraire pour le célibat. En effet, pour qu'on fût en droit de s'étonner de cette proportion d'aliénés de la Salpêtrière plus grande du côté des célibataires, il faudrait de toute justice que ceux-ci ne fussent pas plus nombreux dans les classes pauvres de la capitale que les personnes mariées. Or, le contraire est de la dernière évidence. Est-il donc étrange qu'ils fournissent aux hôpitaux qui leur sont destinés quelques malheureux de plus? Cette assertion est si vraie, que la classe aisée qui compte proportionnellement un plus grand nombre de mariages, envoient aux hospices choisis qui reçoivent les aliénés sortis de son sein, un aussi grand nombre de célibataires que de personnes mariées : témoin Charenton que nous avons cité plus haut. Gardons-nous donc des conclusions trop hâtives; défions-nous des chiffres que la raison n'a point sanctionnés. Si le libertinage nous semble être une cause efficace d'aliénations mentales, il s'en faut de beaucoup qu'il en soit la plus féconde, et que le célibat soit toujours uni à l'inconduite, comme le mariage à la sagesse.

Il existe encore un autre préjugé que l'empressement aveugle de la science a contribué à répandre dans la société, c'est qu'en général, les personnes mariées jouissent d'une plus grande longévité que les célibataires. Eh bien! rien de moins avéré. Les faits statistiques sur lesquels on s'appuie, et qu'on s'est hâté d'interpréter en enflant outre mesure leur valeur, ou bien prouvent trop; tel est le tableau donné par Muret des habitans du canton de Vaud; ou bien ne prouvent rien : tel est le tableau des décès de la paroisse Saint-Sulpice, formulé par Deparcieux : ou bien témoignent au contraire en faveur du célibat, tel est le tableau comparatif des décès des nones et moines de Paris au XVIIIe siècle, et des autres habitans de cette capitale à la même époque, recueilli encore par le même statisticien. Ces nombres, quels qu'ils soient, ne s'appliquant point à des individus soumis à des influences analogues, loin de résoudre cette question, ne sont propres qu'à en retarder la solution. A défaut de preuves statistiques plus concluantes, abstenons-nous de toute opinion exclusive à cet égard. Bornons-nous à cette idée que la longévité respective des célibataires et des gens mariés se mesure plutôt à la constitution primitive que la nature leur a donnée, et aux circonstances physiques et morales auxquelles ils ont été soumis, qu'à leur état civil. Chaque espérance a ses mécomptes, chaque position a ses joies et ses infortunes.

Le lot le plus digne d'envie, qui le connaît?

Mais c'est peu que l'amour et ses diverses conséquences enlèvent au corps social l'intelligence d'un grand nombre de ses membres, ils l'ensanglantent souvent encore par cette sorte de monomanie foudroyante dont les résultats attristent journellement les nations civilisées et principalement les cités populeuses. A Paris, ville à double face, où les rendez-vous du plaisir sont fréquemment suivis des rendez-vous de la mort, il y a eu six mille sept cent quatre-vingt-deux suicides, de 1794 à 1823. Les causes présumées de ces trépas volontaires se divisent en plusieurs groupes qui se rapportent plus ou moins à notre sujet. Le premier, l'amour malheureux, a occasioné le suicide de deux cent cinquante-quatre personnes; un autre, les chagrins domestiques, se reproche la mort violente de sept cent vingt-huit individus; un troisième, l'inconduite, a causé deux cent quatre-vingt-sept suicides; un quatrième, déshonneur et calomnie, auquel l'amour n'est pas toujours étranger, a porté cent vingt-cinq personnes à mettre fin à leur existence ; un cinquième enfin, la jalousie, ordinairement causée par l'amour quand elle est portée à cette abnégation de soi-même, a tué de leurs propres mains quatre-vingt-douze malheureux. Des relevés plus modernes, en confirmant les mêmes résultats, deviendraient trop repoussans et trop pénibles à examiner. Par ce tableau d'une seule ville, et d'un seul période d'années, on pourra juger du reste.

Cependant les artistes dramatiques présentent rarement, il faut l'avouer, des aliénations mentales ou des suicides, dûs à ce genre de cause. Nous n'avons jamais trouvé leur profession inscrite parmi celles dont les aliénés ou les suicidés font communément partie. Quelques cas isolés qui les regardent, constituent la seule richesse médicale que nous possédions sur ce sujet. Ce résultat s'accorde du reste facilement avec les prévisions du raisonnement. Les aberrations mentales que l'amour occasione, sont plus souvent l'effet du désapointement, des désirs non satisfaits, de l'orgueil blessé, et de la réprobation sociale, que de l'amour lui-même. L'artiste dramatique au contraire, que les habitudes de son art rendent plus judicieux à cet égard, ne se fait point, à ce sujet, d'illusions funestes; il sait mieux composer avec lui-même et n'a point à craindre, en général, toutes les réactions du cœur, nées des obstacles que les malédictions sociales opposent souvent à l'amour. Mais sa santé générale, s'il se livre à des excès érotiques, ne court pas moins de danger que celle des autres hommes. Un exemple va nous le prouver.

ANECDOTE.

Avez-vous remarqué cet acteur qui vient de remplir si gauchement ce beau rôle que nous aimons, vous et moi? — Mon Dieu! que j'étais impatient qu'il quittât la scène! Et bien! j'ai vu ce même homme faire ici chambrée complète. Sa voix était aussi sonore qu'elle est voilée maintenant; ses mouvemens étaient aussi faciles qu'ils sont pénibles aujourd'hui ; son débit était aussi varié qu'il vous a paru monotone tout-à-l'heure. A quoi donc attribuer ces changemens, car cet acteur est encore dans la fleur de l'âge? A quoi ! à l'amour. Ce sont les excès de l'amour qui lui ont altéré la voix, qui lui ont causé un rhumatisme incessant qui l'empêche de mouvoir le tronc, une goutte prématurée qui met obstacle à l'élégance de sa marche : ce sont les excès de l'amour qui ont affoibli sa constitution, à tel point qu'il ne digère presque plus rien, qu'il est sans cesse atteint de coliques douloureuses et de gastrites latentes. Entrez chez lui, au lieu de livres choisis soit sur sa cheminée, soit sur quelques rayons séparés, au lieu d'une guitare, d'un cahier de musique, vous trouverez un bataillon de fioles, les unes vides, les autres à moitié pleines; vous trouverez une armée de boîtes et de tablettes pharmaceutiques. Vous croyez voir un fauteuil, c'est une demi-baignoire ; vous pensez apercevoir quelques in-folios superposés, c'est une garde-robe portative. Faisons silence, avançons doucement : les rideaux de son lit sont mi-fermés, il lit attentivement une brochure. Est-ce *Pinto le réprouvé*? Est-ce l'*Échelle des Femmes?* Serait-ce *Chatterton*? Non; c'est *La Médecine sans le Médecin.* Ainsi toujours s'occupant de ses maladies, qu'il alimente continuellement, plutôt que de ses rôles, dont il fait fi; jouant machinalement, par nécessité, et non plus par plaisir ou par ambition; il aurait déjà quitté le théâtre qui le quittera, s'il pouvait s'en passer. Mais sa fortune est venue au niveau de ses moyens d'acteur: les mêmes causes les ont compromis tous les deux.

ARTICLE VI.

Influence de l'amour déraisonnable sur l'aptitude et le temps nécessaires pour l'étude.

En supposant même que, sous l'influence des causes dont nous nous occupons, l'artiste n'ait perdu ni sa mémoire, ni son imagination, ni sa santé, du moins n'aura-t-il pas acquis l'amour des études consciencieuses, et la familiarité des méditations sur les points les plus difficiles de son art. Une paresse incurable engourdira son intelligence, le moindre travail lui fera peur, la routine deviendra son idole. Nonchalamment porté de séductions en séductions, continuellement désireux d'excitations nouvelles qui ne lui laissent, lorsqu'il les a éprouvées, qu'une jouissance de moins à goûter et un besoin de plus à satisfaire, peu lui importera sans doute de savoir le costume précis de telle époque, le caractère positif de tel personnage, les nuances délicates qui distinguent tel sentiment de tel autre. Il apprendra ses rôles par nécessité, les remplira vaille que vaille selon les caprices de sa digestion ou de ses plaisirs de la veille, et ne fera jamais, de quelques moyens que la nature l'ait doté, qu'un comédien inégal, peu instruit des ressources de son art, et digne tout au plus, par hasard, de quelques applaudissemens subalternes. Mais poussons plus loin encore la complaisance; supposons qu'en dépit de ses écarts, il existe un artiste doué d'une constitution si favorable, qu'elle ne perde rien aux fatigues auxquelles il la soumet, et qui puisse tellement multiplier son âme qu'il la trouve présente à ses amours désordonnées aussi bien qu'aux travaux intellectuels que réclame son art, pense-t-on qu'il tienne long-temps au milieu de cette tourmente sans fin, pense-t-on que chez lui la lame n'usera pas prématurément le fourreau, et que ses cheveux blanchis avant le temps, que son corps qui se brise au lieu de se ployer, n'accuseront pas bientôt une précoce vieillesse, violemment arrachée aux lois ordinaires de la nature? Pense-t-on enfin qu'avec une énergie si souple de tempérament, mais avec plus de tempérance, il n'eut pas brillé d'un éclat beaucoup plus vif et beaucoup plus durable, conservant sa santé, ménageant son temps, cultivant ses facultés, triple condition impérieuse qu'au rebours d'un voile fameux dans l'antiquité, il n'est pas permis impunément à l'homme d'ouvrer le jour, pour le défaire durant la nuit?

ARTICLE VII.

Influence sur l'énergie de la volonté et sur l'amour-propre.

C'est sans doute beaucoup que d'avoir compromis au milieu de voluptés insatiables, ses avantages physiques et intellectuels ; ce n'est pas tout encore. On peut y laisser et on y laisse le plus souvent enfoui et perdu, l'attribut le plus caractéristique de l'espèce humaine, la volonté ferme ou flexible, audacieuse ou rusée ; on y laisse aussi ces deux sentimens conservateurs, l'amour-propre et l'émulation, double instinct fraternel qui aiguillonne notre paresse naturelle, anime la hardiesse de nos entreprises, nous soutient dans nos fatigues, nous console dans nos revers, nous flatte et nous excite toujours à de nouvelles tentatives, en agitant incessamment à nos regards la palme du succès. L'homme que l'ivresse des amours sans cesse renaissantes abreuve et assoupit, n'a plus qu'un instinct, n'a plus qu'un désir, n'a plus qu'un besoin, c'est celui de se rendormir toujours dans le sein des mêmes délices, dans le sein de la même erreur. C'est là son but, ses moyens, son univers. C'est là son cercle de Popilius, il n'en sort point. Pour tous le reste il est comme s'il n'était pas : tous les autres soins lui soucient fort peu. Se traîner le jour de boudoir en boudoir, dupant celle-ci, dupé par celle-là, promettant ici l'or, recevant là des cadeaux flétrissans ; troubler le repos réparateur de ses nuits, par les convulsions auxquelles il se livre sans relâche, pour atteindre les ombres du plaisir qui, fugitives, s'évanouissent à son approche : voilà ses loisirs, ses travaux, son existence ! Est-il exposé aux hasards du commerce ? Il ne règne plus d'ordre dans sa maison ; il ne sait plus se faire obéir de ses subordonnés. Ceux-ci, s'apercevant de ses préoccupations amoureuses, négligent leurs devoirs ; les livres sont mal tenus, les créances inattendues arrivent, la fortune périclite et l'établissement s'écroule? Est-il poète? sa lyre demeure muette, ou bien ne rend plus que des accords languissans, sans force et sans éclat. Est-il artiste dramatique? il ne cherche plus, ni à perfectionner sa diction, ni à ennoblir son jeu, ni à varier ses gestes, ni à sentir avec fidélité, ni à s'exprimer avec grâce ou énergie, ni à inventer des effets nouveaux; le voudrait-il, il ne le pourrait plus? Mais que lui importent les éloges mérités du public, les bravos flatteurs du parterre, les applaudissemens intérieurs de son amour-propre? Il n'en a plus : il n'a plus d'émulation; son âme est devenue paralytique; sa profession n'est plus pour lui un art, c'est un bagne.

ARTICLE VIII.

Influence sur l'être moral de l'artiste dramatique.

Dépouillé tour à tour et des facultés de son intelligence et de la vigueur de sa constitution, et du noble orgueil de son âme, l'homme en proie à la passion dont nous signalons les funestes abus, se précipite et tombe bientôt dans la dégradation la plus déplorable. Ses proches le repoussent, les étrangers l'évitent, ses compagnons le renient. Rien de beau, rien de grand n'est plus senti de son cœur, couvert de son penchant malheureux comme de la peau épaisse d'un animal sauvage. Il méprise les vertus dont on s'honore; il se moque de l'approbation de ses semblables, et il dédaigne leur estime. Dès lors, plus rien ne le retient; la bauge est largement ouverte, il peut s'y vautrer à l'aise. Trompé par un plaisir, il en demande violemment un autre. Cette passion ne le satisfait plus, il se jette à corps perdu dans celle-là. L'amour le conduit au vin, le vin le ramène à l'amour, et tous deux ensemble le poussent à des bassesses qui l'avilissent, et quelquefois à des crimes sous le poids desquels il ne peut plus relever la tête : car la cause d'un vice, quelle qu'elle soit, est toujours horriblement féconde, et n'engendre guère que des jumeaux. Est-il besoin d'indiquer des exemples particuliers pour prouver des faits si manifestes? Dans quel pays manquent-ils? quelle est l'heureuse condition de la vie où l'on soit embarrassé dans ce choix? Au théâtre il s'en présente quelquefois, mais cependant avec une fréquence beaucoup moins grande que ne le feraient supposer les allégations inconsidérées des personnes du monde, plus enclines à blâmer ceux qu'elles ne connaissent pas qu'à s'interroger elles-mêmes. Au théâtre, disions-nous, on a eu l'occasion de remarquer quelquefois des individus descendus graduellement d'une position moyenne de la hiérarchie du talent scénique, dans un abrutissement déplorable, par suite de l'intensité immodérée de leur ardeur pour les plaisirs sensuels; mais, grâces au ciel, les faits qui témoignent d'une pareille dégradation, y sont assez rares, et ne sont, en général, observés que sur des sujets peu capables, par leurs moyens naturels et par leurs talens acquis, de se faire regretter du public. Toute proportion gardée, il arrive quelquefois au théâtre ce qui arrive quelquefois dans la société. Celui qui y donnait les plus brillantes espérances, en disparaît tout à coup : cherchez-le, vous le trouverez dans un boudoir, dans une taverne, dans un tripot! N'est-ce pas aussi dans la société ceux qui sont le moins favorisés par la solidité de leur éducation première qui se livrent, d'ordinaire, aux écarts les plus blâmables? Il en est de même dans les sociétés dramatiques, ni plus ni moins.

Et pourtant, dans le monde comme au théâtre, l'ardeur effrénée pour les plaisirs sensuels ne se mesure pas toujours à l'absence d'une bonne éducation première. Souvent en dépit des meilleurs exemples domestiques, malgré les plus sages préceptes puisés au sein d'une famille honorable, contrairement à l'éducation la plus soignée, nous nous sentons comme instinctivement portés à l'exagération d'une passion naturelle que n'autorisent ni les objets qui nous entourent d'ordinaire, ni les influences sociales sous lesquelles nous avons grandi et fait nos premiers pas dans la vie. On dirait qu'il est alors écrit dans notre organisation, en caractères presque indélébiles, que nous nous précipiterons de nous mêmes au-devant des causes ennemies dont le bonheur de notre position semblait devoir nous épargner l'attaque. Dans ce cas malheureux, les dons les plus flatteurs de la nature, les avantages les plus recherchés de la fortune, au lieu de nous être favorables, tournent au contraire à notre préjudice : l'esprit que nous avons, nous égare : les beautés physiques que l'on remarque en nous, nous exposent à des séductions renaissantes qui nous deviennent à la fin pernicieuses ; nos revenus, quelque considérables qu'ils soient, ne suffisent point à assouvir notre soif des jouissances ; enfin plus nous possédons de supériorité sur la majorité des hommes, plus elle ne sert qu'à accélérer notre chute. Cette chute est accompagnée de circonstances variables : elle a lieu souvent contre notre gré ; quelquefois on la provoque soi-même. L'histoire suivante a trait à cette dernière forme de la terminaison fatale des excès de l'amour.

HISTOIRE DE M. X.

Né de l'une des familles les plus recommandables des Etats-Unis d'Amérique, élevé, dans sa première enfance, par des parens d'une piété exemplaire, confié plus tard aux soins des meilleurs professeurs de l'Union, sous lesquels il fit les études les plus brillantes, le *gentleman* dont il est ici question, n'en présenta pas moins, dès sa jeunesse, un contraste marqué avec ses autres frères, à peu près du même âge que lui. A peine sorti du collège, il se livra à la fréquentation des courtisanes du haut ton qui, plus gracieuses et plus aimables que les autres personnes de leur sexe, [chez] les nations protestantes du moins, acquièrent trop souvent par là une influence funeste sur l'esprit des hommes riches et doués de quelque imagination. La sienne était des plus mobiles, des plus fantasques, des plus exagérées : elle trouva de quoi se repaître dans l'existence capricieuse, enchantée, étourdissante qu'il venait de se faire. Ce fut pour lui un tourbillon dont rien ne put arrêter les mouvemens de plus en plus rapides. Les choses n'en restèrent pas là. Bientôt après il se prit d'un amour violent pour une actrice, déjà veuve. Celle-ci résista avec finesse. Cette résistance irritant ses désirs, il la demanda en mariage; elle y consentit. Les noces eurent lieu en dépit de toutes les indignations de sa famille. Il n'eut pas sitôt savouré cette nouvelle ivresse que de nombreuses créances, contractées par son épouse, antérieurement à leur union, lui furent adressées pour qu'il y fît honneur. Ce guet-à-pens ne lui dessilla point les yeux. Il aimait, il était généreux, il paya. Débarrassée de ses dettes, la femme voulut aussi se débarrasser de celui qui les avait si libéralement soldées. Elle l'accusa devant les tribunaux du pays d'avoir forfait aux devoirs conjugaux, forfait dont elle lui avait adroitement facilité les moyens et fait surveiller l'accomplissement : elle réclama le divorce en conséquence d'un tel crime : ce divorce fut accordé à l'unanimité. Quelques mois après, l'épouse si chatouilleuse sur ses droits, portait le nom d'un autre mari.

Privé d'une femme qu'il avait eu la faiblesse d'attacher à son sort, et d'une partie de ses revenus qu'il avait follement prodigués pour conserver l'honneur de son épouse, voulant d'ailleurs s'éloigner du théâtre de son procès scandaleux, notre patient résolut d'aliéner ce qui lui restait de son patrimoine, et de visiter pour la première fois la vieille Angleterre. Il partit donc pour la métropole, mais, fidèle à son caractère, une jeune fille enlevée à ses honnêtes parens l'accompagnait dans ce voyage. Le séjour de Londres acheva sa ruine. Fréquenter les personnages du plus haut rang, les imiter dans leurs plaisirs dispendieux et dans leur prodigalité vaniteuse, faire sa société intime des principaux littérateurs de l'époque, converser familièrement avec les savans les plus célèbres que possédait la capitale, c'était le double moyen de perfectionner ses talens précoces et d'épuiser prématurément aussi le prix de son patrimoine. Ces deux résultats ne lui firent pas faute. Pour éviter la honte de diminuer d'éclat aux yeux des personnes qui avaient partagé sa brillante existence, il traversa de nouveau l'Océan et s'en retourna en Amérique, dans sa ville natale. Son premier soin fut de s'engager comme acteur, au grand théâtre de l'endroit. Cette nouvelle jeta le désespoir dans sa famille, et piqua prodigieusement la curiosité des habitans. Il y débuta sous les auspices d'un succès immense. La salle semblait menacer de s'écrouler sur la foule agitée et les applaudissemens frénétiques des spectateurs. Ces triomphes ne firent qu'humilier davantage l'orgueil de ses parens, qui intriguèrent tellement auprès des directeurs que nul d'entre eux n'osant l'engager, il fut obligé de renoncer à cette nouvelle carrière. Ce n'avait du reste été pour lui qu'une boutade, plutôt qu'une détermination bien arrêtée. Après cet échec, il tenta successivement plusieurs essais de conduite et de travail régulier qui ne tardèrent pas d'avorter. Personne aux Etats-Unis ne faisait les vers mieux que lui ; personne n'avait une prose plus élégante, une imagination plus gracieuse, des connaissances plus étendues et plus variées. L'éloquence elle-même s'exprimait par sa bouche : les phrases les plus nobles, les mieux arrondies et les plus sonores, coulaient de ses lèvres avec une fluidité merveilleuse, et l'oreille fascinée était toujours prête à accorder à ses moindres paroles toute la confiance qu'un bon jugement aurait souvent voulu leur refuser. Il écrivit d'abord dans divers recueils périodiques. Les pièces légères qu'il daignait confier à la presse étaient avidement recherchées et convenablement rétribuées. Cependant il se dégoûta bientôt de ce genre d'occupation, et il se fit professeur de langues et de littérature. Cette nouvelle détermination lui réussissait fort bien, et faisait déjà espérer à sa famille qu'il parviendrait peut-être à s'y maintenir et à oublier les désordres de sa vie passée, quand il repartit subitement pour l'Angleterre, pour cause de santé, disait-il, mais plutôt, on le suppose du moins, pour une raison plus urgente et qui pouvait tenir à quelque nouveau méfait amoureux.

Dans cette situation, il ne vivait plus qu'au jour le jour, des bienfaits de ses frères, aussi raisonnables, aussi économes, qu'il était, lui, libertin et dissipateur. Fatigué bientôt de cette existence précaire qui le menaçait à chaque instant de la privation de ses plaisirs habituels, il fit de sang-froid le projet de se suicider aussitôt qu'il se présenterait à lui un plaisir dont il ne pourrait se procurer la jouissance. A cet effet, il était toujours muni d'une fiole d'acide prussique, afin de mourir sans douleur. La douleur était ce qu'il redoutait le plus. Une fois même, à cause d'un léger retard dans un envoi de fonds qu'on devait lui faire, il avait déjà fermé en dedans ses appartemens, il s'apprêtait déjà à avaler la fiole fatale, lorsqu'un coup frappé vigoureusement à sa porte le contraignit d'aller ouvrir. C'était la lettre attendue qui lui annonçait les fonds désirés. Il racontait lui-même ce fait avec le calme le plus stoïque, et proclamait qu'à la première occasion il était prêt à recommencer. Pourtant, cet homme était beau entre tous les hommes, mais sa beauté l'avait seulement livré aux séductions : pourtant cet homme possédait des talens remarquables, mais ces talens de son esprit n'avaient fait qu'enivrer sa raison : pourtant cet homme avait le cœur bon, l'âme haute, les manières les plus délicates, mais cette bonté tenait à un instinct naturel de prodigalité, la hauteur de cette âme et la délicatesse de ces manières, tenaient à des habitudes d'éducation et de vanité. Nul ne cachait sous une toilette plus froidement soignée une intelligence plus délirante, un esprit plus frondeur des choses divines et humaines : nul n'avait plus d'ordre dans son désordre. Mainte femme lui avait inspiré maintes fois des désirs violens, cependant il n'avait jamais connu l'amour, qu'il avait peut-être fait connaître : il n'y croyait pas ; il traitait cela de billevesées. Une seule idée le préoccupait, un seul attrait s'offrait à lui dans la vie, c'était le plaisir des sens, c'était la vue charmante d'une femme séduite ou près de l'être, c'était le voluptueux embarras d'un amour défendu, incertain ou dangereux. Du reste il n'usait jamais de vin : l'eau la plus pure formait sa boisson ordinaire : il n'approchait jamais d'une table de jeu; il ne comprenait pas ce passe-temps. Toutes les facultés de son âme étaient concentrées vers un but unique : il n'avait foi qu'en cela, comme s'il fallait que l'infortuné crût nécessairement en quelque chose.

Deux ans s'étaient déjà passés sans qu'on eût entendu de ses nouvelles, et sa famille commençait à s'inquiéter et de son existence et du lieu où il était. Tout à coup les journaux d'Angleterre retentissent du bruit d'un double suicide. On y annonce qu'un monsieur jeune encore et une jeune dame qui habitaient depuis quelques jours dans un des plus chétifs hôtels de la ville, ont été trouvés morts dans leur lit, sans aucune trace de violence sur les cadavres. La cheminée de la chambre était bouchée par un tapis : un réchaud éteint se trouvait près du lit. Le lendemain, une lettre, qui paraissait contenir des billets de banque, arriva à l'adresse du gentleman décédé : il était trop tard. Cet homme devenu cadavre, c'est lui : l'agent de sa mort a sans doute été la vapeur malfaisante du charbon : la cause de ce désespoir a sans doute été un retard de fonds. Il est mort comme il avait vécu, à côté d'une victime. Cette jeune femme devenue l'autre cadavre, quelle est-elle ? On l'ignore.

A quoi sert donc l'éducation qui devrait corriger l'esprit et les mœurs ! Combien Montaigne avait raison quand il disait : « *Nous nous enquérons volontiers, sçait-il du grec et du latin? écrit-il en vers ou en prose? mais s'il est devenu meilleur ou plus advisé, est ce qui demeure en arrière!* »

Il ne nous suffit pas d'avoir indiqué le plus fidèlement qu'il nous a été possible les résultats fâcheux de l'incontinence immodérée, il importe que nous essayions d'examiner quelles armes la raison humaine possède contre eux. Sans cette double investigation, nous n'aurions rempli que la moitié de notre tâche, nous ne serions parvenus qu'à la moitié de l'utilité à laquelle nous aspirons. Nous allons donc étudier successivement les moyens de prévenir les excès de l'amour les moyens de prévenir les résultats fâcheux de ces excès, enfin les moyens d'y remédier.

ARTICLE IX.

Moyens de prévenir les excès de l'amour.

Ce soin important regarde d'abord les parens, lorsque l'enfant n'est pas sorti de l'adolescence, ensuite l'individu lui-même, lorsqu'il est devenu le maître absolu de ses actions. Ces moyens sont de trois genres différens, et pourtant intimement unis; les uns sont moraux, les autres sont intellectuels, les autres enfin sont physiologiques. Les moyens moraux consistent dans la pratique des vertus domestiques sous les yeux de l'enfant plus philosophe et plus observateur qu'on ne se l'imagine communément; dans l'absence de tout scandale qui puisse aventurer ses jeunes idées dans une voie funeste; dans des conseils pleins de sagesse présentés à sa vive imagination, amicalement et non point avec réprimande et colère, sous forme de causeries, d'anecdotes et non point sous forme de maximes austères et de préceptes rebutans. Les moyens intellectuels consistent dans ses études premières qu'on doit tâcher de lui rendre agréables, en les lui faisant enseigner, sous l'inspiration du sens commun (sens très rare), et en lui prouvant par des exemples l'utilité dont elles lui doivent être un jour; dans l'amour qu'on sait lui inspirer pour l'étude particulière de l'art auquel on le destine, en excitant son ardente émulation et en lui faisant sentir de quel prix est la considération des hommes, méritée et obtenue; dans l'adresse avec laquelle on surveille l'appétit de son intelligence curieuse et grandissant chaque jour, en ne lui fournissant que des lectures convenables, sans paraître le moins du monde vouloir lui refuser celles qui pourraient lui être préjudiciables. Enfin les moyens physiologiques consistent dans l'habileté que l'on doit mettre à diriger ses passions naissantes, à les distraire, sans qu'il s'aperçoive des ruses que l'on emploie, des efforts que l'on fait, sans qu'il en ait conscience, et sans négliger soi-même d'interroger, avant toute tentative à cet égard, et la nature de sa constitution, et la souplesse facile de son caractère, afin de ne point les contrarier aveuglément; folle contrariété dont les effets sont, le plus souvent d'un danger extrême. Si l'enfant élevé avec une telle sollicitude est pourtant, dans un âge plus avancé, indocile et sourd à la voix de la raison, c'est que la nature en lui était plus forte que toute la prévoyanc ehumaine; il faut désespérer de sa guérison, il est incurable. Mais des résultats de ce genre sont peu présumables. Il est, d'un autre côté, peu à craindre qu'un artiste aimant sa profession, possédé du désir de s'y faire un nom, ou de se procurer par elle une existence honorable, qui s'en occupe, conséquemment, avec conscience, et qui sait se plier aux exigences de sa nature, avant qu'elle ait besoin d'élever trop haut sa voix, il est peu à redouter, disons-nous, qu'un tel artiste, même en le supposant dépourvu d'une bonne éducation première, se livre éperdument à des excès amoureux qui lui nuisent. Pour lui, l'amour de l'étude, l'ambition d'exceller dans son art, et la satisfaction prudente des besoins de son organisme, seront encore les meilleurs garans de circonspection et de sagesse, comme ils ont dû l'être pour l'enfant grandi sous l'aile de ses parens.

ARTICLE X.

Moyens de prévenir les résultats fâcheux de ces excès.

Ni les meilleurs exemples domestiques, ni une éducation première bien faite, ni l'amour de leur profession, ni le désir d'y briller, ni la perspicacité qu'on a déployée à diriger leurs premiers pas dans la carrière des passions, n'ont pu arrêter dans un jeune homme ou dans une jeune personne le développement luxuriant de leur penchant pour l'amour savouré sans mesure et sans prudence. Que reste-t-il à faire? tout est-il perdu? Existe-t-il encore quelques moyens de détourner les dangers qui les menacent? Peu se présentent: encore sont-ils d'une nature variable et incertaine. Mieux vaut cent fois n'être pas obligé d'y avoir recours. Ces excès peuvent être ou passagers ou continuels. Ces deux cas n'offrent pas des chances égales de succès à l'action des agens prophylactiques que nous allons passer successivement en revue. Supposons que ces excès n'aient lieu que par intervalles; il est à désirer que ces intervalles soient le plus longs qu'il sera possible; il importe pendant ce laps de temps, de se livrer à des exercices musculaires convenablement choisis qui, tantôt mettent en action les muscles des membres inférieurs, tels que la promenade, la marche, tantôt excitent plus ou moins l'économie toute entière, tels que la chasse, l'équitation, la natation; il importe de ne pas se faire faute d'une alimentation succulente qui répare les forces perdues, toutes les fois qu'il n'existe point dans l'état des organes internes de contre-indications manifestes, d'ajouter à cette nourriture l'usage d'un vin tonique et peu capiteux; il importe en outre, il importe de se couvrir avec plus d'attention que jamais, et de faire frictionner de temps à autre les surfaces cutanées de son corps, afin d'y rappeler la chaleur vitale qu'une constitution qui tend graduellement à s'affaiblir doit en exiler quelquefois; il importe surtout enfin d'éviter, chose difficile dans le cas dont il s'agit, les amorces des deux autres passions, trinitaires pour ainsi dire, celles du vin et du jeu. A l'aide de ces diverses précautions, peut-être est-il permis de retarder un peu ou même de détourner les effets destructeurs dont nous avons énuméré les dangers. Supposons que ces excès soient continuels ou n'aient de relâche que l'impuissance physique de les commettre, des moyens analogues à ceux que nous venons d'indiquer doivent être mis en usage, mais quelle apparence qu'ils soient couronnés de succès! Quelques-uns d'entre eux pourront-ils même être essayés ? Sera-t-il toujours loisible de conseiller, par exemple, une nourriture fortement animalisée, à un individu souffrant d'une gastrite chronique, causée par ses éternelles imprudences ? Sera-t-on toujours bien venu à engager au plaisir de la chasse celui que son inconduite a rendu faible et valétudinaire? Osera-t-on même quelquefois exposer aux cahots d'une voiture celle qui s'est réduite à un tel état d'anémie que le moindre mouvement la fait pâmer? Dans tous ces cas et dans une foule d'autres semblables, toutes les connaissances préservatives demeurent impuissantes : il faut que l'individu change son mode d'existence, qu'il se confie aux soins d'un médecin habile, ou bien qu'il végète et meure.

Nous rappellerions ici la différence qui existe entre les conséquences qui résultent pour les deux sexes de l'abus de l'amour, l'homme en étant la victime plus promptement que la femme, si cette différence ne se perdait pas presque complètemement dans la foule des périls qui les y attendent tous les deux. Nous n'omettrions pas non plus cette autre source d'inconvéniens, quelquefois même de malheurs qui, chez le sexe féminin, sont assez souvent les résultats de l'amour, nous voulons parler de la grossesse, s'il n'était pas d'observation que les personnes les plus folles de leur corps sont en général celles qui enfantent le moins.

Des considérations de ce genre tout intéressantes qu'elles pourraient être, nous écarteraient inutilement de notre sujet. Revenons-y.

ARTICLE XI.

Moyens de remédier aux conséquences de ces excès.

Notre intention, dans ce paragraphe, n'est pas d'épuiser la thérapeutique sur les différentes affections qui peuvent être la suite des excès dont il s'agit. Nous ne devons pas oublier que nous nous adressons à des personnes étrangères à l'art de guérir, et non à des lauréats en médecine. Nous désirons seulement présenter quelques conseils et poser quelques indications qui ne soient pas sans utilité aux artistes qui auront le malheur d'en avoir besoin ; nous désirons en outre que nos considérations sur les abus de l'amour offrent dans leur rapide exposition tout ce qu'il importe de connaître à cet égard.

Ces affections, quelque diverses qu'elles soient, ont toutes ceci de particulier, qu'elles sont produites par une cause connue, et que cette cause est primitivement débilitante. De là deux préceptes principaux. Il importe d'éloigner l'action de cette cause, il importe de fortifier avec précaution l'économie chancelante. Le premier de ces deux préceptes est d'un intérêt capital, et d'une urgence extrême; il est applicable dans tous les cas : qui le dédaigne s'expose à voir s'aggraver son mal, et par le développement funeste qui lui est propre, et par les effets pernicieux des remèdes qui ne peuvent être utiles. Le second est soumis à des modifications délicates qui exigent de celui qui l'applique une sagacité exquise et une expérience éprouvée. Il ne s'adresse point également à tous les faits morbides, et il se combine dans une infinité de cas, avec beaucoup d'autres médications que réclament pareillement et la nature de la maladie et sa gravité.

Que sous l'influence des excès en question le cerveau soit affecté, il peut être le siège d'une inflammation violente, d'un délire aigu, et alors des évacuations sanguines assez énergiques sont prescrites tout d'abord : que ce délire soit au contraire, doux, variable, inégal, sans symptômes inflammatoires d'aucune nature, alors le changement d'air, les distractions, une alimentation appropriée, des soins attentifs seront employés, en général, avec quelques succès; qu'il y ait enfin folie complète, soit sous forme de manie, soit sous celle de démence, on aura recours à l'isolement et aux diverses médications appropriées à chacune de ces espèces d'aliénation mentale. Que si les poumons menacent de s'affecter à leur tour, il serait peut-être possible à l'aide d'un régime convenable, des précautions les plus vigilantes contre les variations atmosphériques, de l'exercice fait avec intelligence, de boissons astringentes et toniques, d'un exutoire au bras, de pilules balsamiques éprouvées, de la dilatation mécanique prudente de la cavité pectorale, de fumigations excitantes souvent répétées et surveillées avec sagacité etc, de prévenir leur inflammation chronique: que si elle a déjà eu lieu, que si des tubercules se sont développés dans leur substance, que si des cavernes s'y sont déjà creusées, le malade est dès lors soumis à toutes les péripéties qui accompagnent ordinairement la phthisie, est soumis de même au peu de médications qu'elle réclame, et n'a pour traîner longuement son existence que des chances infiniment incertaines. Supposons que chez le patient dont nous passons en revue les affections morbides, la lésion porte sur l'organe central de la circulation sur le cœur: cette lésion pourra ou bien avoir son siège dans les nerfs de cet organe, de là des médications toniques, antispasmodiques et morales; ou bien attaquer la substance même du cœur, et cela de deux manières; tantôt cette substance sera augmentée dans son épaisseur, en même temps que relativement à la capacité d'une ou plusieurs de ses cavités; de là indication des moyens plus ou moins débilitans pour diminuer l'irritation qui a causé les changemens précités : tantôt cette substance est diminuée dans son épaisseur en même temps que les cavités de l'organe augmentent de capacité ; de là l'indication d'une médication tonique et calmante tirée soit de l'alimentation, soit du contact de l'air atmosphérique chaud et sec, soit de distractions agréables, soit de substances médicamenteuses reconnues propres à cet effet. Le tube digestif sera affligé, chez ce même patient, tantôt d'inflammations aiguës qui exigeront l'emploi le plus prudent des moyens antiphlogistiques ordinaires; tantôt d'inflammations chroniques, tenaces, dans lesquelles il sera permis de se relâcher un peu de la sévérité du traitement débilitant : tantôt enfin de simples flux muqueux, sans inflammation ni douleur contre lesquels il sera bon de mettre en usage des moyens toniques généraux, et même quelquefois de légers purgatifs. Comme les affections des voies urinaires qui se manifestent soit sous forme de névroses, soit sous celles d'inflammations plus ou moins graves, soit sous celle de flux catarrhal, soit enfin sous forme d'une séparation plus ou moins irrégulière et complète des élémens chimiques du liquide urinaire, ne sont pas aussi communes à la suite des excès vénériens que les autres affections ci-dessus énoncées ; il nous sera permis de passer sous silence les divers procédés curatifs que l'art possède contre elles. Il n'en est pas de même des lésions des organes génitaux chez le sexe féminin. Ce n'est souvent qu'une simple déviation des menstrues, qu'une sécrétion anormale plus ou moins muqueuse de la membrane qui en tapisse les parois internes, contre lesquelles la continence et l'usage des toniques et des astringens sont d'un utile secours : c'est rarement un endurcissement de l'extrémité la plus antérieure de la muqueuse du conduit vaginal, endurcissement qui lui donne, dans ce point, la ressemblance d'une portion de peau dure et coriace et diminue considérablement les diamètres de l'orifice vulvaire. C'est quelquefois une inflammation de toutes ces parties en même temps, à laquelle il faut opposer des antiphlogistiques appropriés; c'est quelquefois enfin une inflammation chronique, du col de la matrice, qui peut dégénérer en cancer et s'étendre, en arrière, à la matrice, en avant, au tube vaginal, et contre laquelle les calmans de toute espèce et l'opération même, quand elle est praticable, n'ont que des ressources très limitées. N'oublions pas les pollutions involontaires, contre lesquelles les toniques de tout genre, les bains frais, les lits durs et peu chauds et les distractions variées sont d'un utile emploi.

Mais, de toutes les maladies qui surviennent à la suite des surexcitations érotiques, trop fréquemment renouvelées, les névroses sont peut-être les moins rares. Ce sont, tantôt l'épilepsie et la catalepsie, à la guérison desquelles mille moyens sont tour à tour employés avec plus ou moins de succès : c'est tantôt l'asthme, affection qui résiste souvent aux remèdes les mieux indiqués, aux évacuations sanguines ; comme aux pilules de Méglin, aux substances balsamiques, comme aux commotions de la pile voltaïque : c'est tantôt l'impossibilité de digérer sans borborygmes ni éructations, tantôt dégoût pour tout ce qui doit être ingéré dans le tube alimentaire, sans nulle trace d'inflammation locale, névrose qui ne cesse le plus souvent qu'avec la cause qui l'a occasionée ; c'est tantôt une sensibilité exagérée de tel point de la peau, tandis qu'une autre partie est presque complètement insensible, des sueurs partielles sur tel point de la peau plutôt que sur tel autre, des sensations de fourmillemens bizarres, de froid et de chaleur pareillement irrégulières, sans aucun indice de lésion du cerveau ou de la moelle épinière ; phénomènes étranges, anormaux, qui cèdent quelquefois à des agens généraux tels que la strychnine, l'acide hydrocyanique, l'électricité, et à des applications locales, telles que certaines essences excitantes, etc. Ce sont enfin, tantôt l'hystérie, pour la femme, et le satyriasis, pour l'homme, double fureur qui, dans ce cas, demande les plus grands ménagemens et finit assez souvent par quelques lésions organiques redoutables. Tel est le résumé rapide des principales affections résultant de la perversion du sentiment doux et conservateur qui porte un sexe vers l'autre. Telle est la série des médications les plus importantes aux quelles il est nécessaire d'avoir recours, pour les combattre avec quelque espérance de succès.

ARTICLE XII.

Conclusion.

Ces considérations rapides, mais complètes touchent presque à leur terme. En traitant une matière si délicate, nous n'avons point prétendu nous ériger en censeur austère et morose, ni blâmer à tort et à travers des habitudes que nous ne connaissions pas et des sentimens que nous n'avions jamais éprouvés nous-mêmes. Loin de là, nous sommes homme et rien d'humain ne nous est étranger. Seulement, ayant eu maintes fois l'occasion d'observer et d'étudier les conséquences diamétralement opposées pour la santé de l'homme, de l'amour, considéré comme la satisfaction instinctive d'un besoin impérieux de l'organisme humain, et de l'amour exagéré et perverti dans son développement, comme dans ses applications, nous avons pensé qu'il serait utile de rappeler au souvenir de l'artiste dramatique et les douceurs qui l'attendent, en suivant l'une de ces voies, et les maux qui peuvent l'atteindre, s'il s'obstine à marcher dans l'autre. Nous avons tâché de prouver à l'artiste du sexe féminin la vérité de cette belle exclamation du célèbre Larive : « Malheur à celles qui s'abandonnant à une vie dépravée, émoussent ces sensations délicieuses qui font le charme des âmes nobles et sensibles ! » Nous nous sommes efforcé de démontrer aux artistes du sexe masculin combien ils peuvent perdre de leurs moyens physiques et de leurs avantages moraux, s'ils se livrent à des excès érotiques qui les énervent et les abrutissent. Enfin, nous nous sommes évertué à persuader, autant qu'il était en nous, les artistes dramatiques des deux sexes, de la nécessité où ils sont d'avoir recours à la tempérance, prenant pour texte cette pensée de Plutarque. « Un peu d'eau nourrit et fortifie les plantes, une plus grande quantité les étouffe. » Si nous avons pu mériter l'approbation des comédiens raisonnables, s'il nous a été donné de faire quelque impression favorable sur l'esprit de ceux qui ne le sont pas, tous nos désirs seront comblés.

CHAPITRE DEUXIÈME.

DE LA PASSION DU VIN.

ARTICLE PREMIER.

Considérations générales.

La passion du vin, au théâtre comme dans la société, n'est pas, en général, le partage des personnes distinguées par leurs talens. Elles ont dû déployer tant d'efforts pour les acquérir, qu'il n'est nullement naturel que leurs études et leurs travaux aient pu coïncider avec un état d'ivresse permanent. Aussi ne voit-on guère sévir ce penchant pernicieux que sur des individus inhabiles ou bien sur ceux que le ciel a doté de quelques moyens naturels, mais qui ne se donnent presque aucune peine pour les perfectionner. L'exagération de ce penchant, moins excusable peut-être que celle de l'amour, indique dans le jeune homme qui s'y abandonne, des goûts abrutissans et funestes, et dans l'homme adulte qui s'y livre, ou bien une éducation mauvaise, ou bien le précoce épuisement des autres excitans de la vie, ou bien encore une sorte de désespoir qui veut s'oublier au milieu des vapeurs assoupissantes du vin.

Dans nos climats, l'homme bien élevé voit avec compassion les ravages causés par les excès de l'amour; il en plaint la victime; elle lui semble un frère dont il peut un jour partager le sort et près duquel il peut s'étendre sur le même lit de douleur; mais il détourne sa vue avec horreur et mépris des ravages produits par les excès de l'ivresse; l'ivrogne ne lui paraît point d'une nature semblable à la sienne; il n'aperçoit en lui qu'un être dégradé, objet de railleries, de risées et de dégoût. Toute répugnante que soit cette passion, elle a, comme toutes les autres, aux yeux du philosophe, sa légitimité protectrice : il l'explique, tantôt à l'aide des prédispositions organiques, tantôt par le manque absolu d'éducation, tantôt par une éducation avortée et qui se fourvoie, tantôt par l'oisiveté et les jouissances prématurées qui sont l'apanage d'une jeunesse riche et inoccupée, tantôt par la pauvreté, qui ne permet pas de plaisirs plus dispendieux, tantôt enfin par des chagrins domestiques, par des désappointemens poignans qu'on prétend noyer dans les flots de l'oubli. Le philosophe s'occupe moins à lui lancer le blâme ou le sarcasme qu'à en découvrir la cause et à y appliquer, le plus adroitement possible, les médications qu'une sagacité philanthropique sait presque toujours nuancer avec bonheur. On croit communément dans le monde que les artistes dramatiques lui sacrifient assez volontiers; on va même jusqu'à dire que les artistes du sexe féminin ne sont pas toujours étrangères à son culte. Voyez la langue! dirait madame Pernelle. Pour nous, sans entrer dans cette enquête minutieuse, qui finirait sans doute par être indiscrète, nous nous proposons d'étudier successivement l'influence de la passion du vin sur la santé de l'artiste dramatique, sur sa voix, sur ses talens et sur sa dignité sociale; non pas assurément que nous le considérions comme devant être, en qualité d'artiste, plus soumis à cette passion que ne le sont ordinairement les autres hommes, mais c'est qu'étant homme lui-même il doit payer, comme les autres, son tribut à l'humaine faiblesse, et que celle-là est une des formes les plus rebutantes de ce fatal impôt.

ARTICLE II.

Influence sur la santé.

Nous avons déjà, dans une autre partie de cet ouvrage, indiqué l'influence fâcheuse de l'abus des liqueurs alcooliques sur la santé de l'homme : mais nous ne nous étions arrêté que très légèrement sur les aliénations mentales qui en sont quelquefois la suite, et nous n'avions pas présenté des faits à l'appui de nos assertions. C'est ici le moment de réparer cette double omission volontaire. Les aliénations mentales produites par l'ivognerie sont plus communes dans les pays froids que dans nos régions tempérées; elles ne manquent pourtant pas dans ces dernières. Dans la discussion qui eut lieu en juin 1834 à la chambre des Communes, sur la motion relative à l'ivrognerie, M. Buckingam a cité un certificat des médecins de la maison des fous de Hamwell, attestant que sur cent individus admis dans l'hospice, il y en a 72 dont l'aliénation mentale doit être attribuée à l'abus des spiritueux. M. le docteur Holst qui a publié une statistique des aliénés de la Norwège, a trouvé que les causes morales produisent, dans ce pays, trois fois plus de folies chez les femmes que chez les hommes, tandis que l'ivresse et l'onanisme la produisent plus fréquemment chez ces derniers. M. le docteur Roman-Beck fait observer dans son ouvrage sur la statistique de quelques maisons d'aliénés de l'union américaine, qu'à New-Yorck, depuis 1811 jusqu'à 1821, sur six cent soixante-dix aliénés, chez lesquels on a pu constater les causes de la folie, cent soixante-quatorze sont devenus fous par suite de l'ivrognerie. La même cause se montre aussi féconde dans tout le nord de l'Europe. En France, la proportion est bien moindre. Cependant, même dans ce pays, il existe des localités où elle est aussi forte que dans les régions précédemment citées. C'est ainsi, par exemple, que dans une statistique des aliénés de la maison du Bon-Sauveur, à Caen, recueillie par M. le docteur Vastel, en 1829 et 1830, on voit que sur cinquante-et-un aliénés dont la folie était due à des causes physiques, dix-neuf, dont seize hommes et trois femmes, devaient la perte de leur raison à l'abus des liqueurs fortes. Nous pourrions multiplier à l'infini les résultats généraux qui témoignent de la puissance productrice de ce genre de causes.

ARTICLE III.

Influence sur la santé en général.

On doit, d'un autre côté, se rappeler, et les affections nerveuses, et les lésions de la circulation, et celles du tube digestif, et les apoplexies que nous avons déjà signalées ailleurs, comme effets trop souvent déplorables de l'action des mêmes agens. Nous éclairerons ces différentes données par l'histoire d'un malade que nous avons connu à la fin de sa triste carrière, et qui fut affligé de presque toutes les affections que l'intempérance des boissons peut occasioner. Puisse son exemple qui nous a plus d'une fois attristé, épouvanter les plus téméraires!

Observation de M. Y***.

M. Y*** avait été envoyé dans la capitale pour y achever son éducation. Lancé dans le grand monde à l'aide de certaines comtesses de ses parentes, épris de plus de la passion de l'art dramatique, pour avoir entendu et fréquenté même Talma, qui florissait alors, il voulait allier les plaisirs de la société avec les études que l'art exige : il voulait se faire acteur en dépit de toutes les oppositions qu'il rencontrait à cet égard dans sa famille. Voilà donc M. Y*** au milieu des plaisirs sans cesse renaissans. Ce n'étaient que soirées recherchées, bals brillans, promenades en calèche découverte au bois de Boulogne, parties de plaisir dans les châteaux, dans les villas des environs de la capitale. Il voyait la meilleure société de Paris, des évêques, des banquiers, des chefs de divisions, et Talma lui parlait familièrement. Assis auprès de son foyer, dans ses appartemens élégans et coquets, il ne rêvait guère qu'aux délices du soir, à l'habit qu'il mettrait, à la finesse des chaussures que le cordonnier devait lui porter, et, comme il était beau danseur, il songeait aussi à la contre-danse promise à certaine blonde mélancolique, à la walse qu'il danserait avec certaine brune piquante qui l'en avait prié la veille. Au milieu de cette joie de tous les jours, de ces invitations sans cesse renouvelées, de ces minois rians qui lui voulaient du bien, M. Y*** oublia insensiblement les études solides, nécessaires pour la profession à laquelle son caprice voulait atteindre. Ainsi il orna son esprit de connaissances agréables, mais futiles, incapables de lui profiter; ainsi il prit le goût des plaisirs dispendieux que sa fortune réelle semblait ne pas lui permettre. Même ces plaisirs auxquels il courait en aveugle, lui laissèrent au gosier quelques traces de leur passage : altération qui compromit considérablement la beauté de son organe. Sur ces entrefaites, son père embarrassé dans ses affaires, et ne pouvant plus subvenir aux dépenses de son fils, l'invita à revenir. Que faire? Rester à Paris sans argent! Dans quelle carrière pouvait-il en acquérir? il avait tout effleuré, et n'était capable d'exexcer aucune profession. Rester à Paris sans argent! que seraient devenues les folles danses, les mains de femme doucement pressées qui répondent de même, et les œillades discrètes qui se moquent des obstacles de l'étiquette et des bruits de l'orchestre. Plus d'argent, plus d'habits fins de drap de soie, plus de gilets de satin aux ondoyans reflets, plus de chemisettes brodées, plus rien de cette joie insoucieuse qui prend les jours sans les compter. Quand tout cela manque, comment vivre? Bon gré, malgré, il faut partir. Il part, et à mesure qu'il s'éloigne du séjour enchanté, à mesure aussi ses illusions demeurent en arrière. Il perd chemin faisant toutes ses idées d'ivresse et de bonheur; chaque lieue qu'il parcourt lui en ravit une. Avec quel serrement de cœur et quels frissons il aborda les rues étroites et boueuses de sa petite ville! Quel ennui il éprouva plus tard dans la monotone périodicité de ses visites de cérémonie, de ses repas de famille, de ses conversations insignifiantes! M. Y*** était jeune, toujours léger, amateur de la bonne chère, et fou des plaisirs. Pour s'étourdir, il eut des amis et des maîtresses qu'il fêta, sans les choisir. La maison, toujours pleine, retentissait des louanges de la vendange et des amours. Les amis dont il s'entourait alors ne ressemblaient guère aux petits-maîtres de Paris qu'il avait autrefois fréquentés; mais c'étaient quelques débauchés subalternes, honte de leurs parens et de leurs épouses. Ses maîtresses ne rappelaient plus les aimables Parisiennes chez lesquelles l'art et le goût prêtent un charme de plus à la nature : mais c'étaient quelques femmes salies dans l'opinion, et qui se donnaient volontiers corps pour corps. Cependant des enfans naissaient, il fallait prendre soin de leur existence; un ami avait besoin d'argent, on lui en prêtait. Il fut si bien bu, si bien mangé, si bien dépensé, qu'en peu de temps, caves et greniers devenant vides, amis et maîtresses lui souhaitèrent poliment le bonjour, et l'engagèrent à prendre courage. Il en eut. Sa ville était assise aux bords de l'Océan. De son ancienne fortune, un bateau caboteur lui restait; il le monta, et fit quelque temps le commerce des côtes. Mais ce passage d'une vie tumultueuse à une existence monotone, écoulée entre des matelots de bas aloi, flétrit par degré son âme, et, pour dissiper ses chagrins, il les endormit dans le vin. Une passion succéda à une autre, car elles sont toutes proches parentes; et, comme le soir, au sommet des hautes montagnes, la lumière du soleil faiblit à mesure qu'il s'abaisse, de même, à travers les diverses passions qui avaient agité M. Y***, on voyait que l'énergie de son âme allait en se dégradant. Un de ses frère en eut honte et pitié. Afin d'opérer un changement dans ses habitudes, il lui proposa d'échanger son bateau caboteur contre une petite maison de campagne qu'il possédait auprès de la ville. Le marché fut conclu. C'était là, c'était dans cet ermitage, qu'était, depuis quelques années, retiré M. Y***, lorsque nous fûmes appelé pour lui donner nos soins. L'isolement ne l'avait pas converti; loin de là, il se livrait avec autant d'excès que jamais à sa malheureuse passion. Les liqueurs les plus fortes chatouillaient à peine son palais. Sa santé délabrée présentait les phénomènes les plus remarquables. La peau de son corps était devenue jaunâtre et luisante; sa figure était bouffie, et une légère sérosité infiltrait toute son économie. Quelquefois, il était pris de douleurs intolérables dans la région hypochondrique droite, et du délire le plus violent, douleurs et délire qui se calmaient par suite de vomissemens abondans de sang noir, par flots, à remplir des cuvettes, à inonder le plancher. Lorsque la crise était passée depuis quelques jours, et qu'il avait un peu repris ses forces, son caractère devenait plus doux que d'ordinaire, son esprit révélait une grâce et une vivacité peu communes ; il était aimable à faire envie à l'homme du monde le plus couru. Mais cet état de bien-être et de paix ne durait guère que quelques mois. L'instinct pervers reprenait le dessus, quoi qu'on fît, et les symptômes morbides reparaissaient avec plus d'énergie. Quelquefois il était saisi d'un délire érotique qui ne connaissait aucun frein ; il se précipitait nu, hors de son appartement ; poursuivait à outrance les personnes du sexe qui se trouvaient sur son passage, s'accrochait à elles, déchirait leurs vêtemens, et, bornant là ses impuissantes attaques, il retombait ensuite anéanti, se roulait sur le sol, mordait la terre, et poussait des mugissemens profonds et entrecoupés. Il s'assoupissait ensuite; on l'enlevait, on le déposait sur sa couche, et il se passait plusieurs jours avant qu'il la quittât de nouveau. Venaient ensuite quelques semaines de sobriété, partant de santé meilleure; puis recommençaient et les accès lubriques et les vomissemens effrayans de sang noir. Toutes ces secousses détériorèrent peu à peu sa constitution naturellement vigoureuse. L'infiltration de ses membres augmenta, sa peau se teignit d'un jaune encore plus foncé, l'œdème gagna la peau de sa poitrine et de son abdomen; ces cavités à leur tour, se remplirent de sérosité; une oppression funeste se manifesta; les digestions ne purent plus se faire. L'arrêt était porté. Toutes les médications furent vaines. Sa constitution n'avait plus assez de force pour supporter même les remèdes, et le malade s'éteignit, avec la plus parfaite résignation et la plus grande présence d'esprit, dans la quarantième année de son âge. C'est ainsi que l'amour et le vin, dans leur ordre de succession naturel, ont conduit insensiblement à la perte de sa santé, celui que la nature avait doué d'une constitution robuste, et à une sorte de réclusion obligée du monde, qu'il offensait, l'homme qui semblait avoir été formé pour s'y plaire et pour s'en faire aimer.

ARTICLE II.

Influence de cette passion sur la voix et sur le jeu de l'artiste.

Quand l'abus des liqueurs alcooliques ne compromet point la santé d'une manière aussi grave que celle que nous venons d'exposer, il a presque toujours pour résultat quelque altération locale, dont la première est celle de la voix. Cet instrument est, pour ainsi dire, l'hygromètre de la sobriété. Il est difficile que la moindre violation de ses sages préceptes ne soit pas révélée par cet organe fidèle. C'est lui qui se voile, qui devient tremblant, incertain, sourd, rauque, indocile, bien avant que les autres parties de son économie aient manifesté leur souffrance. Il existe peu d'hommes adonnés aux liqueurs fortes chez lesquels il ait trahi ses révélations accoutumées. Les preuves, s'il était besoin, déposeraient sans doute en foule en faveur de cette vérité. Nous nous bornerons à en citer un exemple, laissant à chacun le soin de les accumuler, si bon lui semble.

Observation d'un artiste de province.

Nous avons souvent vu sur une scène de province un acteur qui y jouait depuis longues années, aussi remarquable par le naturel de son jeu que par sa passion pour le vin. Il ne se passait pas de jour qu'il ne s'enivrât, il ne paraissait pas sur le théâtre qu'il ne fût au moins entre deux vins. Quoiqu'il chantât souvent faux, qu'il manquât fréquemment de mémoire, qu'il s'oubliât quelquefois sur la scène, on y était pourtant prodigieusement attaché, à cause de la vérité de son jeu dans certains rôles. Son masque et sa tournure étaient d'un comique achevé, à tel point qu'il n'avait pas fort à faire pour exciter l'hilarité générale. Il chantait parfois dans l'opéra, et, quoique sa voix fût peu flexible, qu'elle fût tremblante et insonore, quoiqu'il parlât plutôt qu'il ne chantât, son expression était toujours si originale qu'on lui passait tout le reste. Mais les rôles dans lesquels il excellait étaient les rôles d'ivrognes. Il était là dans son élément. C'était la nature sur le fait. — Rien de plus parfait que lui dans le personnage de Grégoire, jardinier des Visitandines. Cette rouge trogne, ces lèvres larges et épaisses, ce nez épaté, ce regard hébété, cette voix traînante, irrégulière, interrompue par de nidoreuses éructations; ces jambes légèrement avinées comme celles d'un ivrogne de profession, habitué à en avoir toujours un petit reste d'hier soir, tout cela respirait l'exactitude la plus complète, l'identification la plus vivante. Jamais les Garrick et les Préville n'ont produit plus d'illusion dans de semblables rôles; jamais le beau talent de M. Vernet n'a été plus loin dans l'imitation artistique de ce vice dégoûtant de l'humaine espèce, que ne l'a fait l'acteur dont nous parlons, guidé par son penchant favori. L'instinct lui tenait lieu de génie ; l'habitude lui avait d'avance aviné la physionomie, aviné la voix. Il ne lui restait plus qu'à se modérer assez pour ne pas perdre complètement la mémoire, et l'acteur devenait inimitable (*).

ARTICLE V.

Influence de cette passion sur la mémoire et sur l'imagination de l'artiste.

On s'abuserait si, comprenant mal le fait précédent, on se figurait qu'il ne s'agit que de s'adonner au vin, pour devenir artiste

(*) Depuis que ces lignes ont été écrites, nous avons appris que l'artiste dont il s'agit est mort d'une apoplexie foudroyante dans un âge peu avancé.

original et pour se faire remarquer dans les rôles d'ivrognes. Ici même encore l'artiste sobre a, en général, beaucoup plus de naturel, de verve et de profondeur, surtout beaucoup moins de monotonie, que celui qui ne devrait son talent accidentel qu'à des excitations matérielles. Le vin peut fournir, sans génie, un couplet à Linière, comme il peut parfois inspirer heureusement un acteur médiocre; mais jamais cette boisson ne formera un grand poète, pas plus qu'un artiste dramatique véritablement distingué. Elle est plus propre à ravaler un mérite déjà formé, qu'à en élever un inconnu encore. Le cerveau sans cesse surexcité par ses vapeurs perfides vague dans un délire continuel et sourd; les sensations fugitives n'y font point d'empreinte, n'y sont pas retenues; l'imagination se détend comme un ressort usé; le caractère s'amollit, l'amour-propre s'éteint, et tous ces élémens du talent s'évanouissant tour à tour, il ne reste plus à celui qui les possédait que le regret amer de les avoir détruits lui-même à plaisir. Parmi les faits de ce genre qui nous sont connus, nous en choisirons un qui ne sera pas, nous le présumons, dénué de tout intérêt.

Observation d'une actrice de New-York.

A New-York florissait, il y a une dixaine d'années, une actrice anglaise, célèbre par sa beauté et par ses talens. Sa voix sonore et vibrante électrisait les spectateurs, l'énergie et la vérité de son jeu les ravissaient; son port, où la grâce et la majesté se trouvaient réunies, complétait l'illusion décevante. Il y avait toujours foule lorsqu'elle devait jouer, tant les habitans de cette ville, amateurs éclairés des jeux scéniques, appréciaient et chérissaient le mérite de cette dame. Soit qu'elle parût dans la comédie, soit qu'elle daignât se montrer dans le mélodrame, ses triomphes étaient assurés, et l'enchantement qu'elle faisait éprouver se manifestait par les hommages les plus flatteurs. Cet enivrement légitime du public n'eut de terme que celui de la progression ascendante des talens de la comédienne qui l'avait causé. A mesure qu'elle avançait en âge et que les autres plaisirs de la vie s'affadissaient pour elle, l'amour du vin s'éveillait insensiblement, et ne connut bientôt plus ni mesure, ni crainte. Les remontrances de ses amis demeurèrent infructueuses. Ce ne fut plus un penchant qui se cache et se satisfait dans l'ombre; ce fut une passion franche et insatiable ; ce fut un besoin impérieux, ce fut comme une autre vie entée sur la sienne exigeant avec fureur une pâture toujours renaissante, toujours nouvelle. Sa voix devint peu à peu dure et sourde; sa mémoire lui manqua fréquemment; son imagination ne la servit plus à souhait; sa démarche devint incertaine ; ses gestes n'eurent plus la même harmonie; sa taille autrefois si noble et si svelte acquit une ampleur cylindrique, désagréable à l'œil ; enfin, ses jambes et ses pieds délicats s'appesantirent et s'infiltrèrent. Aimant mieux renoncer au théâtre qui avait fait sa fortune et sa gloire, qu'au penchant malheureux qui les compromettait également toutes les deux, elle se résolut à quitter pour toujours la profession dans laquelle elle aurait brillé d'un si pur éclat, si le ciel lui eût accordé autant de tempérance que de génie. Elle abandonna la scène, témoin de ses triomphes et le public adulateur qui les lui avait prodigués, emportant avec elle les regrets et la compassion des hommes raisonnables et sensibles. Rentrée dans la vie privée, est-elle revenue à des habitudes plus sages? Nous le souhaitons, sans l'espérer. Les passions ont toutes un charme qui s'affaiblit difficilement. Le moyen de chasser ce qui fait plaisir ! ! !

ARTICLE VI.

Influence de cette passion sur la dignité sociale de l'artiste.

Enumérer les exemples frappans de dégradation morale, occasionée et entretenue par la malheureuse passion du vin, serait une œuvre infinie et non profitable.

Observation d'un ancien acteur de la Capitale.

Il nous suffira de rapporter le fait suivant que nous a communiqué un artiste distingué dont la complaisance égale seule les talens.

J'ai connu dans ma jeunesse, nous a-t-il dit, un artiste, jeune homme de bonne famille, pétri de beaucoup d'embonpoint, aux épaules carrées, à l'abdomen proéminant, aux joues larges et vermeilles, bon vivant, homme infiniment aimable, plein d'esprit et de sagacité, disant très bien et qui promettait de faire un beau chemin dans la carrière théâtrale où il avait naguère débuté. Un penchant funeste vint anéantir tant d'espérances; ce fut celui des liqueurs fortes. Dès lors, plus de progrès dans son talent, plus de dignité dans ses manières; abnégation complète de toutes convenances, de toute vertu sociale. Boire était le rêve de ses nuits, et ses occupations de la journée. Tout son argent y passait. Sa famille le renia et ne voulut plus en entendre parler. Sa bourse était-elle à sec ? il mendiait à ses connaissances qui lui jetaient quelque monnaie pour s'en débarrasser. Le surprenait-on après qu'il avait cuvé son vin, c'était l'homme le plus spirituel ; ivre, c'était le plus répugnant. N'ayant plus ni voix, ni mémoire, ni imagination, aucun directeur ne voulut l'engager. Sa famille, pour s'en défaire, lui procura une place, à la suite de la grande armée qui partait pour la Russie. Il ne s'y comporta pas mieux qu'il ne l'avait fait dans la vie civile, et mourut au retour, dans un moment d'ivresse. Triste et digne fin d'une telle existence! Contraste infortuné des faveurs que la nature avait semées sur son esprit et de la négligence avec laquelle elle avait traité son caractère et la noblesse de son cœur!

ARTICLE VII.

Moyens de prévenir les excès du vin.

Les conséquences de cette passion sont, comme on le voit, si funestes pour l'artiste dramatique, qu'il nous pardonnera d'insister sur les moyens de la prévenir. Nous examinerons ensuite les procédés qui peuvent être employés pour abréger la durée de l'ivresse, ou pour en calmer les accidens; nous jetterons enfin un coup d'œil rapide sur les médications applicables aux infirmités et aux maladies qui en sont fréquemment la suite.

Il en est de même du vin que de l'amour. Pour en prévenir les excès, il est bon de s'y prendre dès l'âge le plus tendre : plus tard, le char est lancé; rien ne le peut plus arrêter. Que l'enfant ne voie jamais dans la maison paternelle des exemples d'ivresse; que son éducation morale soit habilement cultivée, que son éducation intellectuelle ne soit pas non plus négligée : qu'on l'applique de bonne heure à la profession à laquelle on le destine; qu'on s'attache à lui en inspirer l'amour, à lui en faire voir les avantages, à lui mettre sous les yeux les qualités qu'il faut réunir pour y briller et y acquérir un rang honorable : qu'on ne le prive point, par une prudence aveugle, de l'usage du vin pendant ses repas, et qu'on lui permette de temps en temps d'en augmenter un peu la dose, pourvu que ce soit à table, au sein de sa famille, au milieu de la gaîté de la conversation et des ébats d'une fête : qu'on lui procure la société des jeunes personnes de son âge, et qu'on fasse en sorte qu'il se plaise à se trouver avec elles. Qu'on ne prétende pas persuader au jeune homme que la passion du vin s'allie toujours avec la bassesse de la naissance, avec l'absence de toute éducation, avec la pénurie des sentimens nobles ou affectueux ; il le croirait peut-être d'abord, mais s'apercevant bientôt qu'on ne lui a pas dit toute la vérité, il se figurera qu'on l'a complètement induit en erreur. Faites-lui soupçonner au contraire que cette habitude malheureuse peut atteindre l'homme, quels que soient sa naissance et son rang, dès qu'il reste oisif et ne sait pas s'occuper. Faites-lui comprendre que, selon la rigueur ou la douceur des climats, selon la sécheresse ou l'humidité de la température, les liqueurs alcooliques causent plus ou moins de ravages. Expliquez-lui par là l'espèce d'impunité avec laquelle certains peuples du Nord font usage de certaines liqueurs fermentées dont la force et la quantité nuiraient plus rapidement aux habitans des contrées plus chaudes. Montrez-lui par l'étude de l'histoire, sans lui en faire une fatigue, que l'abus des liqueurs alcooliques est et a été principalement le partage des nations peu civilisées, dépourvues d'occupations pacifiques et de distractions variées, et que, depuis que la civilisation fait des progrès, ce même abus tend à cesser dans les contrées où il régnait avec le plus de pouvoir, telles que l'Angleterre, l'Allemagne et la Russie. Apprenez-lui qu'aux Etats-Unis ce penchant est devenu moins commun, depuis qu'on y a établi des associations contre l'ivresse, et qu'aussi, depuis ce temps, les maux qu'il occasionait ont diminué de beaucoup. Faites lui connaître combien la vie elle-même court de dangers dans les heures d'ivresse ; à combien de périls on s'expose lorsqu'on n'est plus maître de sa raison, et que, sur onze cent vingt-neuf meurtres qui ont eu lieu en France, pendant l'espace de quatre ans, quatre cent quarante-six ont été commis par suite de querelles et de rixes élevées sous l'influence des vapeurs du vin. Tous ces avertissemens, toutes ces instructions doivent être donnés plutôt dans la conversation qu'avec l'appareil effrayant d'une leçon de morale. Une main rude et inhabile brise le jeune scion, au lieu de le plier. L'homme qui devinerait en lui même cette passion, et à qui il resterait encore assez d'énergie pour avoir la ferme volonté de s'en garantir, devrait d'abord se créer une occupation quelconque, s'y adonner avec zèle, éviter les occasions de se trouver en présence de son premier penchant, s'en former un autre moins blâmable dont le culte le possède et l'anime. S'il est artiste dramatique, qu'il change de résidence, de fréquentation; qu'il ait l'ambition exagérée, s'il le faut, d'exceller dans son art, qu'il s'y voue avec plus de ferveur, et, s'il lui faut nécessairement une idole, une distraction, un plaisir ou une faiblesse, qu'il choisisse une femme digne de son estime, dont les qualités et même les défauts l'occupent, le satisfassent et lui suffisent. Voilà comme il trompera son instinct pernicieux ! Voilà comme il fera servir un sentiment doux et louable à l'avortement d'un penchant qui ne pouvait laisser que d'être funeste.

ARTICLE VIII.

Moyens pour abréger la durée de l'ivresse.

Mais, si aucun des moyens précédens n'a pu avoir d'effet salutaire ; mais si, pour les avoir dédaignés, ou pour les avoir vainement mis en usage, on en est venu à placer son plus grand bonheur dans l'ivresse et dans la perte momentanée de la raison qui l'accompagne, que devra-t-on faire pour en abréger la durée et en pallier les dangers ? Dans les accès d'ivresse ordinaire, rien ne débarrasse avec plus de promptitude que des vomissemens procurés, soit par la titillation de la luette, soit par l'ingestion d'une grande quantité d'eau tiède, soit par les propres efforts de l'estomac. Une abondante transpiration jouit, à cet égard, d'une propriété utile, celle de favoriser la sortie par les pores de la peau des particules enivrantes mêlées avec les liquides du corps humain. Des commotions morales très vives désenivrent aussi quelquefois. Si l'ivresse est portée à un très haut degré, et qu'il y ait menace de congestion vers un organe important, les évacuations sanguines et les rubéfians de toute nature doivent être mis en usage. Dans les cas d'ivresse convulsive, les mêmes moyens sont indiqués! Six ou huit gouttes d'alcali volatil en une seule fois, dans un verre d'eau sucrée, ne sont pas non plus sans résultat avantageux, dans cette sorte d'ivresse. Le musc et l'assa-fœtida nous ont quelquefois réussi contre elle. Quelques auteurs ont vanté l'éther, auquel nous ne croyons pas une grande vertu dans ces cas. D'autres, parmi lesquels nous citerons Ramazzini, recommandent la soupe aux choux, dans le but de faire cesser les symptômes de l'ivresse. Il y a des personnes qui emploient le thé avec succès contre des accidens semblables. Il y en a d'autres qui font alors usage de café et qui ont lieu de s'en louer. Les moyens les plus certains sont les vomissemens, la transpiration, l'alcali volatil et les secousses morales; les autres varient prodigieusement dans leurs résultats, selon les habitudes individuelles antérieures, et les prédispositions particulières, difficiles à prévoir, difficiles aussi à fixer.

ARTICLE IX.

Moyens de remédier aux résultats de l'ivresse.

Que la fréquente répétition des accès d'ivresse ait peu à peu modifié l'économie, leurs effets revêtiront des aspects divers, selon la nature du liquide dont on aura fait abus. Les gens qui s'enivrent habituellement de liqueurs alcooliques, telles que l'eau-de-vie, le rhum, le taffia et le wisky, deviennent pâles et maigres, perdent leur énergie et leurs forces. Leurs digestions se font mal ; ils n'ont même plus d'appétit. La perversion plus ou moins complète de leur nutrition se traduit ordinairement à l'extérieur par différens genres d'hydropisie auxquels ils ne tardent pas à succomber. Ceux qui s'enivrent avec de la bière acquièrent pour l'ordinaire un embonpoint immodéré; leur intelligence devient aussi stupide que leur corps est massif et pesant. Ceux enfin qui font un usage abusif du vin engraissent aussi, mais à un degré moindre que les précédens, et perdent insensiblement la plénitude de leurs facultés intellectuelles. Ces deux dernières causes d'ivresse seraient moins graves que la première, si elles n'y menaient tôt ou tard. On prend d'abord goût au vin; ensuite il devient trop fade; et bientôt l'eau-de-vie la plus forte possède seule le privilège de chatouiller agréablement la sensualité. Quels que soient les maux qui résultent de l'ivresse, à quelque cause qu'on la rapporte, leur guérison exige impérieusement qu'on renonce avec prudence à l'abus des boissons qui les a provoqués. C'est la première condition à remplir, c'est la pierre fondamentale de la curation. Ce changement doit se faire graduellement. On doit ensuite faire attention à la pauvreté nécessaire d'un sang peu animalisé, puisque les ivrognes mangent peu, et que leur systéme nerveux perverti, préside mal à leur nutrition générale, afin de ménager ce sang, toutes les fois qu'il sera permis de le faire sans inconvénient. Chaque lésion requérera ensuite quelque médication particulière. L'obésité incommode demandera l'usage de l'exercice musculaire, d'une alimentation substantielle sous un petit volume, de boissons toniques et astringentes prises en petite quantité. Les altérations intellectuelles exigeront à peu près les mêmes moyens. Les œdèmes et les hydropisies réclameront enfin et des dérivatifs intestinaux et des sudorifiques sous forme pilulaire, et des frictions excitantes, et des rubéfians appliqués avec précaution, et la ponction, en même temps que l'usage intérieur des substances toniques les plus en harmonie avec la susceptibilité des organes digestifs. Contre toutes ces lésions, les distractions de l'esprit et les dérivations morales sont impérieusement recommandées, sous peine de l'inutilité de tous les moyens thérapeutiques, qui les aident puissamment, à la vérité, mais qui sont ordinairement dans l'impuissance d'opérer, eux seuls, toute l'amélioration désirable.

ARTICLE X.

Réfutation de diverses opinions populaires au sujet de la passion du vin.

Après les détails dans lesquels nous sommes entrés à diverses reprises, soit en traitant des boissons, soit en parlant de l'amour du vin, nul artiste ne sera tenté, nous le présumons du moins, de nous citer les paroles du médecin athénien, Monoesithéus : « Ceux qui se gorgent de vin blessent leur corps et leur âme, mais s'enivrer de temps en temps purge le premier et égaie l'esprit, » ni de nous opposer non plus ce précepte qui avait quelque temps prévalu dans les écoles du moyen-âge, que « pour bien se porter, il fallait s'enivrer une fois par mois. » De ce qu'en effet après une ivresse de quelques heures on éprouve un sentiment tout à fait relatif de bien-être et d'énergie, nos ancêtres avaient conclu qu'elle était utile à la santé. Ils ont trouvé des réfutateurs éloquens dans le sein même des écoles, et il est bien clair aujourd'hui que, si un état d'ivresse passager n'entraîne pas en général de grands inconvéniens, on ne peut pas dire non plus, en général, qu'il soit nécessaire pour rétablir l'harmonie des fonctions de l'économie. Ce n'est pas dans le fait isolé qu'existe principalement le danger, c'est dans le penchant.

Il est encore deux autres opinions généralement répandues, qu'il est bon de réduire à leur exacte valeur. La première, c'est que les ivrognes sont moins facilement atteints que les autres hommes de maladies miasmatiques telles que la peste, le typhus, etc. Dans tous les cas de ce genre, il importe de faire soigneusement la distinction suivante. Ceux qui, s'enivrant continuellement, n'ont pas encore complètement dénaturé leur économie, de telle sorte qu'ils sont encore impressionnables aux agens étrangers, ceux-là, quelle que soit l'épidémie qui règne, sont toujours plus facilement atteints que les hommes sobres, et la mortalité qu'ils présentent est aussi sans contredit beaucoup plus considérable. Mais ceux qui, faisant de l'ivresse une seconde nature, y ont tellement accoutumé leur économie, qu'elle en est saturée, que leur constitution naturellement robuste est toute avinée pour ainsi dire, que leurs organes, que leurs centres nerveux, profondément modifiés par ces excès continuels, ne sentent plus avec la même susceptibilité; c'est pour ceux-là qu'il existe un dieu protecteur, au dire du proverbe. Véritables lampes à l'alcool, dès qu'il manque, ils s'éteignent.

Mais aussi avant d'arriver à cette triste invulnérabilité, combien de constitutions ont succombé ! On ne voit que celles qui résistent ; on les cite, et on établit ensuite un principe. Vrai ou faux, il fait son chemin, et ne s'arrête que sur des cadavres.

La seconde de ces opinions populaires, c'est que les ivrognes jouissent d'une longévité remarquable. Aucune série de faits positifs n'autorise cette assertion, mille la démentent. Ici encore on a pris les exceptions pour la règle. Quelques ivrognes, doués d'un tempérament robuste, ont atteint un âge avancé, qu'ils auraient probablement dépassé sans leur dégoûtante passion ; et le vulgaire de s'en émerveiller, et d'en tirer une conséquence pratique, sans jeter les yeux sur tous ceux qui journellement périssent dans la force de l'âge, victimes de semblables excès. Et d'ailleurs, quand par hasard un ivrogne parvient à se traîner jusqu'à une extrême vieillesse, son sort est-il digne d'envie? n'est-il pas accablé d'infirmités répugnantes? n'est-il pas à charge à ceux qui l'entourent? son âme n'a-t-elle pas cessé de vivre, long-temps avant que sa dépouille soit complètement livrée aux phénomènes de décomposition qui l'attendent sous terre.

ARTICLE X.

Conclusion.

Aussi donc l'usage abusif des liqueurs alcooliques ne favorise pas la longévité, mais la diminue, prédispose à être atteint des maladies épidémiques régnant, altère la santé, attaque les facultés intellectuelles, et détruit toute dignité morale. Il est donc aussi important de l'éviter, que de rechercher avec modération l'énergie vitale et les passions bienveillantes et gaies, qu'une quantité raisonnable d'un vin généreux réveille merveilleusement nous. — Boire à petits coups : tel est le précepte du bon sens. — L'hygiène dramatique ajoute : ne faire que le plus rarement possible de trop fortes libations, et qu'elles soient toujours excusables par les plaisirs et la joie qui y ont invité : choisir préférablement, pour cet indulgent écart, les jours ou l'on n'a pas besoin de prodiguer sur la scène, ni sa mémoire, ni sa voix, ni la plénitude de ses facultés intellectuelles. Elle n'est pas trop sévère, comme on le voit : elle sait à propos se couronner de fleur, chanter les louanges du Dieu bienfaisant qui dissipe les chagrins, se mêler aux conversations plus animées, aux épanchemens plus suaves qui pétillent et circulent avec la coupe mousseusse parfumée. Elle sait quelquefois se joindre en chœur avec Horace, Montaigne, Béranger, et célébrer à l'unisson ces hommes divins, l'excitation ravissante et utile que recèle un vin gracieux.

CHAPITRE TROISIÈME.

DE LA PASSION DU JEU.

ARTICLE PREMIER.

Considérations générales.

Les plaisirs ou les délassemens que l'homme recherche, en général avec une ardeur opiniâtre, n'agissent pas tous d'une manière semblable sur son économie. La diversité de leurs influences relève et des milieux dans lesquels on s'y livre, et des mouvemens musculaires qu'ils nécessitent, et des modifications morales qu'ils occasionent. Ils ont encore une autre sorte de pouvoir, qui dépend de leur contraste plus ou moins marqué avec les habitudes ordinaires de la vie. La présence ou l'absence plus ou moins complète, la nature plus ou moins salutaire de ces différentes conditions, opère un changement proportionnel dans les résultats de leur action. Ainsi, quoique le jeu du billard soit en lui même très sain, en ce qu'il procure au corps de légers mouvemens qui y activent la circulation des fluides, il peut perdre beaucoup de son innocuité, si on s'y adonne dans un local renfermé, peu aéré, où l'air soit échauffé et corrompu par la combustion de plusieurs quinquets, par la respiration d'une foule de personnes, et par le dégagement de la fumée de tabac. Ainsi une multitude de jeux de hasard qui n'ont en eux-mêmes rien de nuisible, le deviennent cependant par l'immobilité prolongée à laquelle ils condamnent les personnes qui les préfèrent. Ainsi la passion pour les combats de coqs peut offenser l'économie, quoique ces combats se donnent ordinairement en plein air et occasionent presque toujours de l'activité chez les spectateurs, si elle est portée à un tel excès que l'on y fasse des gageures considérables, et que l'on soit continuellement bourrelé par les craintes et les angoisses qui précèdent et qui accompagnent les chances toujours incertaines de ce jeu. Rien n'est plus salutaire que de se créer des délassemens qui diffèrent, jusqu'à un certain point, des occupations ordinaires, et mettent en exercice d'autres organes que ceux qui y sont habituellement soumis. Par ce moyen, toutes les fonctions s'éveillent et se reposent tour à tour, tous les ressorts de l'organisme sont tour à tour tendus et relâchés : aucun système n'acquiert une prédominance funeste sur ceux qui l'entourent, et l'équilibre parfait, rêve de beaucoup d'auteurs dont nous ne renouvellerons pas pour notre part l'espérance illusoire, est sinon atteint, du moins approximativement obtenu. Toutefois il n'en va pas ainsi dans le monde. De même qu'il n'y est permis qu'au riche de voler, et que c'est à celui dont les besoins sont le moins poignans que nous donnons le plus volontiers, de même aussi, dans nos délassemens et nos plaisirs, c'est aux exigences de l'organe qui prédomine le plus chez nous, que nous sacrifions de meilleure grâce. Nos plaisirs nous sont d'abord inspirés par nos penchans ; ce sont ensuite nos habitudes qui nous y conduisent. Il y a dans l'homme une certaine paresse routinière, une certaine indolence indéracinable, une certaine étroitesse de conceptions et de mouvemens, qui ne lui permettent que bien peu de suivre, pour s'amuser, un autre chemin que celui dans lequel il a coutume de marcher journellement; il semble qu'il ait peur de ne s'y plus reconnaître, ou de trouver quelque obstacle imprévu qui lui barre le passage. Le soldat que sa profession aguerrit aux fatigues musculaires, prend plaisir aux fatigues du même genre que lui causent l'escrime et la lutte : le matelot que son état habitue aux flexions simultanées des extrémités supérieures et inférieures, aime la natation, se plaît aux danses joyeuses et gaillardes : le laboureur, endurci aux travaux champêtres, préférera le jeu de la boule, les danses sous l'ormeau, la lutte, le saut, rarement quelques jeux d'adresse, tels que ceux qui consistent à atteindre, à l'aide d'un arc ou d'une arme à feu, un objet mobile ou immobile, désigné comme but : le dandy qui se promène tant qu'il plaît au jour, se passionnera pour l'équitation : le négociant, l'homme de lettres, le magistrat qui ont pâli pendant plusieurs jours, l'un sur ses calculs, l'autre sur ses drames, l'autre enfin sur ses procès, aimeront à fatiguer encore leur intelligence à la poursuite opiniâtre d'une partie d'échecs, ou sous le plaisir ataxique que leur procurent les alternatives de gain ou de perte près d'une table d'écarté. D'où vient cette tendance générale? C'est que nos parens ne nous ont pas enseigné de bonne heure les plaisirs et les délassemens salutaires, comme ils nous ont enseigné le travail; c'est que nous nous amusons sans but, sans utilité, au gré seulement de nos caprices : c'est que n'ayant pas été accoutumés dès notre bas âge au passage varié d'un exercice à un autre, nos intelligences deviennent indociles et nos corps rebelles à toute récréation qui s'écarte du mode d'action auquel ils se sont déjà assouplis : c'est que les uns négligent trop les exercices musculaires, dès qu'ils ont quitté la puberté, et que les autres sont dans l'impossibilité trop générale de s'adonner aux exercices intellectuels : c'est que nos professions respectives nous occupant en général pendant que le soleil brille sur l'horizon, ne nous laissent guère un peu de repos que dans la première partie de la nuit, heures de silence et d'obscurité, qui ne conviennent qu'à certains délassemens tranquilles, à huis-clos, et au milieu desquels l'intelligence agit encore beaucoup plus que ne le font les forces musculaires : c'est qu'enfin, les femmes étant dans nos mœurs, les compagnes inséparables de nos récréations les plus exquises, nous aspirons, dès que le loisir nous en est offert, à nous trouver au milieu d'elles, et, par conséquent à revêtir nos délassemens de formes moins turbulentes, plus délicates et plus pacifiques. A ces différens titres, la passion du jeu qui se remarque en général chez les artistes dramatiques, s'explique avec la plus grande facilité. Le jeu, pour lui, n'est que le complément de son existence théâtrale : c'est la continuation du drame de sa vie scénique. Continuellement ému, il aime les émotions, et le jeu lui en fournit de douces, de fortes, de terribles, à son choix. Sans cesse agité par les caprices de son imagination mobile, il aime l'agitation et l'incertitude ; le jeu les lui présente, à tous les degrés, sous toutes les formes. Toujours bouleversé par les impressions les plus bizarres qui entretiennent son système nerveux dans un éréthisme constant, il se plait aux impressions bizarres, désordonnées, imprévues, et le jeu les lui prodigue avec une libéralité merveilleuse. Pourquoi n'aimerait-il donc pas le jeu ? pourquoi ne lui consacrerait-il pas souvent ses loisirs, quelquefois les heures sacrées de son travail ? Pour qu'il résistât victorieusement à cette séduisante tentation, il faudrait qu'il préférât les distractions gymnastiques, et les jeux qui exigent quelque activité corporelle : il faudrait qu'il ne fût pas le seul de ses camarades ou de ses connaissances à avoir ces goûts salutaires, sinon une pente de sociabilité le fera toujours glisser vers l'imitation d'un délassement moins solitaire. Cette double condition se rencontre avec peine. Qui lui défend d'ailleurs de se donner avec mesure le plaisir des jeux sédentaires, pourvu qu'il sache les marier habilement aux autres, et qu'il y évite surtout les excès blâmables.

Ces excès influeront défavorablement et sur sa santé, et sur son talent, et sur son caractère et sur sa fortune. Tels sont les différens points qui vont tour à tour nous arrêter un instant.

ARTICLE II.

Influence de la passion du jeu sur la santé du joueur.

Le joueur forcené passe la plus grande partie de sa vie, en des appartemens où l'air n'est pas assez renouvelé, où ce même air est souvent altéré et par la respiration, et par les exhalations animales d'un grand nombre de personnes, et par les gaz plus ou moins désagréables qui se dégagent des corps lumineux en combustion. C'est le plus souvent la nuit qu'il consacre au contentement de sa passion; la nuit, destinée au repos, où l'énergie des fonctions vitales se calme d'ordinaire, où les surfaces du corps deviennent plus impressionnables aux agens délétères extérieurs; c'est la nuit qu'il consume dans ce pernicieux délassement. Il dort ensuite le jour, quand ses occupations le lui permettent; sinon les fatigues de ses journées s'ajoutent aux fatigues de ses nuits; il nage dans une insomnie continuelle. Il n'aime plus la promenade, il n'aime plus l'exercice. S'asseoir auprès d'une table de jeu, y rester souvent des journées et des nuits entières, se donner quelquefois pour tout mouvement celui que nécessite le billard, voilà sa gymnastique, voilà ses exercices musculaires! Mais tandis que son corps languit dans ce repos paralytique la tourmente est dans son âme, l'orage est dans son cerveau; sa circulation se gonfle, se précipite et bouillonne; une fièvre nerveuse l'agite et le consume; il désire, il craint, il espère; la cupidité l'anime, l'aiguillonne; le sort chancelant tantôt le favorise et l'enhardit, tantôt l'atterre et le terrasse; l'espoir après le relève et le leurre : c'est là le flux et le reflux de sa vie. De toutes ces causes il résulte que le joueur forcené a ordinairement peu d'appétit; que son système nerveux perverti préside mal chez lui aux fonctions digestives; qu'il assimile peu et incomplètement; que son système circulatoire, qui ne reçoit qu'un chyle insuffisant, et qui n'est vivifié que par la respiration d'un air ordinairement peu salubre, perd de sa véritable énergie, pour en acquérir une factice, et fièvreuse; que sa peau se ternit se jaunit, et se ride; que ses chairs souvent s'amaigrissent et s'affaissent; que ses veines hémorrhoïdales, détendues par une position assise trop long-temps gardée, se gonflent et forment des bourrelets incommodes; que son cœur et ses principaux vaisseaux sanguins, que les passions qui le bourrellent, troublent incessamment dans leurs fonctions, se distendent, et deviennent anévrysmatiques : que ses cheveux blanchissent ou tombent prématurément : que son cerveau enfin, assiégé à la fois de tant de sensations fougueuses, est merveilleusement disposé aux aberrations de l'intelligence. Sans être affligé à la fois de tous ces maux, tous le menacent, tous sont la conséquence naturelle de son penchant. Une constitution prodigieusement robuste, et des circonstances qu'il n'est pas permis de prévoir, peuvent seules les écarter de sa tête. Des faits assez fréquens viennent témoigner de ces différens dangers. Nous en possédons plusieurs, au milieu desquels nous en choisirons un seul, qui présente cette double qualité de nous être propre, et d'avoir été suivi d'une curation heureuse.

OBSERVATION DE M. C***.

M. C*** qui tient un rang moyen parmi les acteurs de la capitale, souffrait depuis quelque temps de palpitations et d'étouffemens : même un léger œdème se manifestait déjà autour de ses malléoles. Il nous avait fait appeler, et les questions les plus minutieuses n'ayant rien pu nous découvrir sur la cause de cette affection, nous nous bornâmes à en constater la nature, et à y opposer les médications appropriées. Plusieurs fois nous avions eu déjà le bonheur de calmer des attaques violentes, et tout faisait présager que nos secours allaient devenir de plus en plus rares, lorsqu'un jour il nous fit demander en toute hâte. Nous nous rendîmes à son invitation, et nous le trouvâmes, les yeux hagards et sortant presque des orbites, les lèvres violettes, la parole entrecoupée, la respiration pénible et ronflante, le cœur palpitant avec un bruit qui s'entendait à quelques pas de distance, avec une force qui repoussait la main appliquée sur la région précordiale; le pouls était petit, irrégulier, et d'une vitesse extrême; le patient était assis sur son séant, dans une agitation difficile à décrire. Lorsqu'il nous aperçut, on vit sa figure s'épanouir, il fit un mouvement comme pour sortir de son lit et s'accrocher à nos vêtemens. Nous le rassurâmes, et sans plus attendre, nous lui pratiquâmes une large émission sanguine. Des frictions de digitale lui furent ensuite faites sur la poitrine, et nous lui fîmes administrer une potion antispasmodique qui, chez lui, avait déjà eu quelque succès. Lorsqu'il fut un peu remis de cette rude secousse, nous l'interrogeâmes sur les circonstances qui avaient pu coïncider avec l'apparition des symptômes alarmans dont il avait failli être la victime; et cette fois, il nous avoua que le jeu était sa passion favorite, qu'il y perdait souvent, et que ce n'était que depuis qu'il s'y livrait avec moins de mesure, qu'il avait commencé à se ressentir de ses palpitations et de ses étouffemens, dont l'intensité coïncidait toujours avec quelque excès de ce genre plus grand que d'habitude. Fort de cet aveu et des dispositions dociles qu'il nous montrait, nous lui fîmes un tableau affreux, mais véridique des douleurs qui l'attendaient, s'il persistait dans sa malheureuse habitude; nous lui représentâmes sa mort prématurée, au milieu des plus poignantes angoisses comme le résultat nécessaire de son penchant, et nous parvînmes à ébranler tellement sa volonté, que non-seulement il nous promit qu'il ne jouerait plus, mais qu'il nous tînt parole. Pour lui rendre plus facile l'accomplissement de cette promesse, nous l'engageâmes à éviter les camarades dont l'exemple aurait pu le séduire encore, et nous l'exhortâmes même à se choisir une compagne, dont l'esprit et l'attachement fussent propres à lui faire oublier jusqu'au souvenir de son ancienne passion. Ces deux conseils ont été ponctuellement suivis, et sa santé s'en est parfaitement trouvée. Plus d'étouffemens, plus de palpitations incommodes. Il ne reste plus qu'une légère irrégularité de la circulation dont le temps aidé de l'absence des commotions morales, complètera sans doute la disparition.

ARTICLE III.

Influence de la passion du jeu sur le talent de l'artiste.

Privé le plus souvent de la plénitude de sa santé, dédaignant les lois de la nature dans le choix des heures qu'il consacre au repos réparateur de ses forces, oisif à tout objet étranger à son penchant, ou bien prétendant follement accorder les fatigues de sa profession avec les fatigues de son plaisir, l'homme que la passion du jeu domine et maîtrise, perd nécessairement du talent dont le Ciel l'avait doué ou qu'il pouvait avoir acquis, et se condamne à végéter à tout jamais dans les rangs les plus obscurs. Son talent s'arrête ou rétrograde, ses moyens se flétrissent, son intelligence décline ; il n'étudie plus, il ne médite plus ; il abandonne la barque de sa destinée au flot routinier qui voudra la pousser. Dès lors l'avenir est fermé pour lui, et le présent, sur lequel il compte, lui échappe à chaque sacrifice qu'il lui fait.

Observation d'un artiste de province.

Nous avons eu l'occasion de connaître, pendant un séjour que nous fîmes dans une ville de province, un acteur doué d'une physionomie avenante, d'une taille superbe, et d'une voix naturellement belle. Il n'avait pas encore dépassé sa trente-cinquième année. Il s'acquittait de l'emploi de premier ténor, et ses moyens natifs ainsi que sa beauté physique lui auraient probablement permis d'aspirer à une scène plus élevée, si une oisiveté incurable n'eût obstinément entravé ses progrès. Le billard était sa passion favorite : il y passait toutes les heures qu'il pouvait dérober aux exigences du directeur. C'était là qu'il apprenait ses rôles, qu'il répétait ses cantilènes. C'était entre un verre de punch et une poule qu'il méditait la conquête du parterre. A vivre de la sorte, à concevoir de cette manière rabougrie les difficultés extrêmes de l'art scénique, à sauter aussi gaillardement par-dessus tous les obstacles, il se bannissait lui-même à plaisir des triomphes plus éclatatans que l'étude lui aurait fait obtenir, il se déportait lui-même dans son talent. Son insouciance s'accrut bientôt en raison de ses amitiés de café et de billard. Assuré, il le croyait du moins, de la condescendance du public, dont il fréquentait les principaux meneurs, il en vint bientôt à ne plus apprendre ses rôles, à ne plus s'inquiéter de son chant. Il entrait en scène, sans savoir au juste ce qu'il allait dire; manquait souvent de mémoire, et jouait selon son inspiration. Son audace, son habitude de la scène, l'ancienne bienveillance qu'on lui avait portée, tinrent encore contre le mécontentement caché qui sommeillait dans l'esprit de ses auditeurs habituels. Un soir enfin, qu'il s'était entièrement oublié, un sifflet audacieux se fit entendre. Le plus profond silence sembla donner gain de cause au siffleur. L'acteur s'en indigna et laissa paraître sa mauvaise humeur. Dès lors l'orage éclata; les sifflets redoublèrent, les huées firent retentir les voûtes étonnées de la petite salle : la colère du public offensé ne connut plus de ménagement. Les excuses, la prison, tous ces supplices flétrissans furent imposés à l'acteur déchu. Un sentiment d'orgueil juste, mais trop tardif, ne lui permit plus de reparaître sur cette scène, témoin de ses anciens succès et de ses récentes humiliations. Imprudent pour avoir pensé qu'une passion désordonnée s'allierait avec la culture de l'art dramatique! Insensé! pour s'être livré au despotisme du public, sans être armé de quelque dignité morale qui le force au respect, sans avoir un talent véritable pour défenseur!

ARTICLE IV.

Influence de cette passion sur le caractère.

Rien de plus variable et de plus fantasque que le caractère d'un joueur de profession. La coquette la plus fertile en ruses agaçantes ne présente pas plus de contrastes dans la souplesse apprêtée de son humeur, que le joueur inspiré par sa passion, n'en offre à chaque instant aux regards de l'observateur. Tantôt joyeux, le rire sur les lèvres, la gaîté dans les yeux, la voix éclatante et gaillarde, la démarche franche et hardie, la tête haute, il cause, il extravague, il raffolle de l'existence. Petite, combien ce bouquet? — Trente sous, monsieur. — En voici quarante. Garçon un déjeuner confortable, du madère, du champagne et du chypre : que rien ne manque? et dix francs pour le garçon. — Mon amie, ce soir nous aurons loge aux Bouffes; avant d'aller au bois, nous passerons chez la bonne faiseuse, dont tu seras contente, je l'espère. Ma femme, tu feras venir le tailleur et la lingère, tu as sans doute besoin de quelque vêtement, et nos enfans, d'habits plus chauds qui les défendent contre l'intempérie des saisons. J'ai été heureux aujourd'hui, je veux que vous vous ressentiez de mon bonheur. Tantôt triste et sombre, le regard effaré ou morne, les lèvres crispées, les traits soucieux, les bras croisés, la tête penchée sur la poitrine, les habits en désordre, la démarche heurtée, il se tait, il se cache, il est inabordable. Touchez ce pouls, il est petit, concentré, irrégulier : palpez cette peau ; ou bien elle est froide, aride ; ou bien elle est chaude et sèche, et fiévreuse. Découvrez cette poitrine, elle saigne, tant le malheureux l'a écorchée dans sa rage. Il ne boit pas, il ne mange pas, il ne répond à aucune question; sa femme, ses amis, sa maîtresse n'ont plus ni charmes ni gaîté qui l'apprivoise ; ou bien, grondeur et la colère à la bouche, il querelle sa domestique, il gourmande ses enfans, il menace sa femme dont la douce résignation est impuissante à le calmer. Quelquefois, irrité contre une carte qui l'a trompé, contre un gain qui lui échappe, il en murmure tout haut ; il s'en plaint en termes peu mesurés. Le joueur qui lui est opposé s'offense de ses injustes récriminations ; ils s'échauffent et s'emportent tous deux : des insultes mutuelles ont lieu, des provocations sont lancées, et le sort sanglant des armes sera appelé à juger d'une contention insensée, née sous les auspices d'un autre sort aussi incertain et aussi perfide. Combien n'existe-t-il pas d'exemples de rencontres mortelles provoquées par les injures qu'on s'était dites à la table de jeu!

Il en est d'autres qui n'ont de cette passion que la routine, et n'en possèdent point le génie. Rien chez eux de pittoresque à cet égard. Ils jouent par habitude, par faiblesse; ils se ruinent continuellement dans l'espérance continuelle de regagner ce qu'ils ont cent fois perdu. Ceux-là ne se font point, selon l'élégante expression de saint Ambroise, un danger de ce divertissement, ni un divertissement de ce danger; c'est pour eux un laisser-aller qui n'a pas de nom, c'est un besoin banal, c'est un typhus qui leur occasione plus de chaleur proportionnelle à la peau que de vibrations au cœur : ils ne causent ni effroi ni amour; ils n'excitent point cette admiration mêlée d'horreur que nous inspirent les aberrations humaines dont la marche est décidée et dévorante; ils ne font point peur, ils font pitié. Ils savent unir les faiblesses de l'amour aux faiblesses du jeu, et leur naïveté dans les promesses qu'ils font alternativement à ces deux passions de leur être exclusivement fidèles, doit plutôt attirer le dédain qu'exciter le courroux. Viennent-ils de jouer la somme qu'un ami leur avait donnée pour se tirer des mains d'un créancier cruel, celle qu'une maîtresse confiante livrait à leur bonne foi pour les dépenses de la maison commune; viennent-ils de vendre, pour jouer, jusqu'aux habits de leur profession dont ils ont compromis la dignité, ils écoutent avec un repentir consciencieux les reproches que l'amitié leur adresse, ils gémissent sur leurs torts envers l'amour; ils sanglotent à l'idée d'un éloignement qui leur est imposé pour expiation de leurs fautes; mille sermens, mille promesses, dont l'expérience prouve rarement la réalisation, s'échappent de leurs regards consternés, de leur front que la honte incline, de leur bouche dont les larmes entrecoupent les accens, et témoignent des remords sincères qui les assiègent, ou plutôt des peines qu'ils redoutent en ce moment décisif. Mais l'amour et l'amitié leur ont-ils pardonné en faveur des illusions de repentir dont ils se sont tous bercés ; quelques pas du temps ont-ils effacé le souvenir de ces reproches douloureux, ou diminué l'exaltation réactionnaire des autres passions dont ils sont en même temps le jouet? celle du jeu reparaît plus vivace, atteste sa renaissance et son éternité par les mêmes erreurs, par les mêmes reproches, par les mêmes promesses, aussi naïves, aussi trompeuses que celles qui les ont précédées. Du reste leur cœur n'enferme point une malice noire, ils sont d'un commerce doux et facile ; d'une obligeance extrême, lors même qu'ils ne devraient point l'être ; leur mise est soignée et régulière, leur ambition des plus modestes, la portée de leur esprit médiocre : quelques rides prématurées sont les seuls témoins qui déposent chez eux contre les ravages d'une habitude perfide. Corps inertes et sans aspérités, indifférens au repos comme au mouvement, placez-les ici, ils demeurent, posez-les là, ils glissent.

ARTICLE V.

Influence de cette passion sur la fortune.

L'amour et le vin présentent souvent, au milieu des dangers dont ils fourmillent, cette planche de salut, savoir, que l'habitude en affadit le goût, en énerve les désirs, détruit même la possibilité d'en jouir, et qu'ils mettent en général beaucoup plus d'années avant d'en finir complètement avec leur dupe. L'âge d'ailleurs, les obligations de la vie, la nature même de ces passions, sont quelquefois des obstacles bienfaiteurs qui en retardent ou en arrêtent les ravages. Mais rien de semblable n'existe pour la passion du jeu. Le joueur peut se satisfaire à toute heure, en toute occasion, dès qu'il trouve son pareil. S'il n'a point un billard à sa disposition, s'il n'a point un jeu d'échecs, de trictrac, s'il ne possède pas même un jeu de cartes, il jouera sa maison à la courte-paille, sa voiture à pile ou bonhomme, et sa chemise à pigeon-vole. Il pariera sur la bonne foi d'un diplomate, sur le vol d'une mouche, sur son amour pour sa femme. Tout lui est bon, pourvu qu'il joue, pourvu qu'il éprouve la volupté de l'incertitude, les délices de la crainte et de l'espérance. Ce n'est pas tel jeu qu'il aime, c'est le jeu. Cette frénésie deviendra plus aiguë avec l'âge, se retrempera dans l'infortune, s'irritera par la misère, et toute couverte de lambeaux, n'en apparaîtra que plus hideuse et plus insatiable. Il risquera avec la même fureur sa dernière obole qu'il risquait autrefois ses billets de banque. Rien ne pourra le retenir sur le bord du précipice, ni les larmes de sa femme, ni le dénûment de sa famille, ni les conseils de ses amis : il reste sourd à leurs cris, à leurs gémissemens, à leurs remontrances. Il est insensible à la honte, au respect humain ; il ne craint pas que l'on dise : cette mendiante fut madame une telle, jadis riche, belle et heureuse ; cette prostituée fut la fille de monsieur un tel ; ce petit voleur qu'on vient d'arrêter, monsieur un tel était son père. Il marche en aveugle vers la terminaison affreuse de son drame. Plus rien d'humain n'agit, ne sent, ne palpite en lui ; son cœur n'est plus un cœur d'homme : ce sont les entrailles de Prométhée, toujours renaissantes pour le même vautour. Dénué de courage, il achève son existence dégradée dans l'ignominie et dans la misère. Combien de veuves ont eu pour époux de semblables infortunés ! Combien d'enfans ont eu de pareils ancêtres ! Pourvu d'une imagination mobile et irritable, son intelligence s'égare, il meurt fou. Doué d'un orgueil chatouilleux, d'un cœur sensible, d'un esprit résolu, il termine lui-même son indigne carrière ; il se suicide. Les exemples de ce résultat fatal ne sont pas si rares qu'on ne puisse en citer un grand nombre. Les tableaux statistiques prouvent que sur 6, 782 suicides qui ont eu lieu à Paris de 1794 à 1823, *cent cinquante cinq* furent la suite de pertes considérables faites au jeu.

ARTICLE VI.

Influence de cette passion sur la dignité morale de l'homme.

La ruine progressionnelle de sa famille n'est pas la seule calamité qui menace le joueur qu'aucune considération ne fléchit. Il perd en outre sa dignité morale et peut même descendre jusqu'à des bassesses. Hâtons-nous d'en finir avec ces tristes images, en rapportant succinctement l'histoire d'un acteur de mérite dont le souvenir ne doit pas être encore complètement oublié.

HISTOIRE DE M. D***.

Il se nommait M. D***; il jouait au Théâtre-Français, il y doublait Fleury et Saint-Phal. La finesse de son jeu, la grâce de ses manières, la pureté de sa diction, la beauté de ses moyens, tout faisait espérer qu'il serait le successeur naturel de ces deux gloires théâtrales. Il n'en fut pas ainsi, la cause de ce mécompte ce fut le jeu. Il en était tellement possédé, que tous ses appointemens y trouvaient un écoulement facile, qu'il était constamment à la mendicité de ses camarades, et qu'il vendait jusqu'à ses habits de théâtre pour subvenir à son funeste penchant. Sa garderobe y disparut; c'était peu. Dépouillé de tout costume, ses camarades avaient quelquefois la complaisance de lui en prêter. Bienveillance abusive! A peine s'en était-il servi qu'il les vendait comme son propre bien, sans délicatesse et sans remords; tant la prédominance d'une pensée et d'un penchant lui mettait au cœur de hardiesse effrontée et paralysait en lui les sentimens d'amour-propre et d'estime de soi-même!! Au demeurant, nul homme n'était d'un commerce plus aimable, d'un naturel plus doux. Jamais les reproches qu'on pouvait lui adresser n'éveillaient en lui le moindre mouvement d'humeur; il était à ce sujet de la plus docile apathie qui se puisse imaginer. Qu'il perdît au jeu ou bien qu'il y gagnât, son incurie et sa quiétude n'en étaient nullemet troublées. Cavalier superbe, ne tournant pas mal le couplet, chantant fort bien, galant auprès des femmes, il s'inquiétait peu de profiter de tous ces avantages, et ne balançait jamais entre le rendez-vous le plus piquant et le plus chétif salon de jeu. De défauts, on ne lui en connaissait pas, hormis celui-là. Ce défaut s'exagéra bientôt à un tel point, que D*** n'apprenait plus ses rôles, et que souvent même il manquait au moment de la représentation. Il traîna ainsi quelque temps la honte de sa vie, déchu du beau rang auquel il semblait être appelé, évité et plaint de ses camarades, fatigué d'une existence qui ne pouvait alimenter sa manie dévorante et qu'il interrompit brusquement, nous le croyons, à l'aide d'une volonté désespérée. Etrange énergie! qui tremble plus facilement devant un penchant malheureux à vaincre, qu'en face de la tombe et du néant!

ARTICLE VII.

Conseils hygiéniques et moraux sur le jeu.

Mais redouter les maux physiques et les inconvéniens moraux que la passion du jeu traîne à sa suite, est-ce répudier avec austérité tous les délassemens de ce genre? Non sans doute, pas plus que redouter les ravages de la débauche, c'est fuir le charme bienfaisant de l'amour, pas plus que répugner à l'abjection de l'ivresse, c'est se refuser constamment la douce excitation d'un vin généreux. Rien de trop; nulle exagération, elles sont toutes nuisibles. Appliqué sur un estomac déjà enflammé, ou bien lorsque les forces vitales occupées ailleurs, sont distraites de l'acte de la digestion, le mets le plus innocent par lui-même, est capable de troubler violemment l'économie, et même de donner la mort. Dans toute autre circonstance, son influence aurait été douce et réparatrice. L'utile agitation que procure la promenade, favorise les mouvemens fonctionnels du corps humain, excite légèrement la perspiration cutanée, aiguise l'appétit, réveille la joie et répare les forces : au contraire, les fatigues d'une longue route énervent le système musculaire; affaiblissent le système nerveux et prédisposent à l'invasion rapide du typhus. Il en est à peu près de même du jeu. Toutes les constitutions ne l'abordent pas avec la même impunité : il n'est pas indifférent non plus d'en faire une promenade ou une longue route. Les goûts revêtent à cet égard une diversité providentielle. Celui-ci s'y adonne avec fureur par boutade, par caprice, par dépit; mais ces accès de frénésie sont séparés chez lui par de longs intervalles : celui-là en fait une spéculation continue ; ce n'est pas pour lui une passion, c'est un calcul. Froid, calme, impassible, il voit, sans en être ébranlé, le mouvement circulaire, inégal de la roue du sort, soit, en tournant, qu'elle lui jette la misère, soit qu'elle lui lance quelques à-comptes de son opulence future et chimérique. L'un ne peut approcher d'une table de jeu, sans éprouver un ennui assoupissant, ou bien un effroi préservatif : l'autre plus sage encore, sait jouer avec modération, se ménager une retraite prudente quand l'action s'échauffe et se fourvoie : il cherche dans le jeu une distraction et non pas l'exercice d'un art ou d'un métier. Heureux ce dernier!! Il faut donc, avant de se mettre au jeu, consulter son esprit et ses forces, sonder sa cupidité, interroger sa raison, et si on a lieu de croire qu'elle ne vous abandonnera pas dans la bataille, on peut s'y engager sans crainte. Dans ce cas, le jeu peut opérer une distraction salutaire aux occupations de la journée : même la légère excitation qu'il ne laisse jamais de causer est propre, surtout chez les personnes d'un âge avancé, à raviver l'économie, pourvu que les pièces dans lesquelles on s'y livre présentent d'ailleurs toute la salubrité désirable ; pourvu que l'on ait soin de ne pas rester trop long-temps attaché à la même place, et qu'on se plaise à varier le mouvement de ses organes ainsi que ses plaisirs, en mariant au délassement que fait naître le jeu, tantôt celui de la danse, tantôt celui de la conversation, selon l'occasion, selon son âge et son caractère.

ATICLE VIII.

Conclusion.

Voici, en définitive, comment nous concevons qu'un artiste dramatique, désireux d'allier la culture de son art à l'étude de sa santé, pourrait ménager et ses distractions et ses loisirs. Durant la froide saison, dès que ses occupations et ses affaires domestiques lui accorderaient une ou deux heures de relâche, il ferait bien de s'exercer tantôt à la paume, tantôt à l'escrime, en s'environnant toutefois des précautions convenables, relatives au contact de l'air froid, si ses travaux antérieurs avaient été de nature à fatiguer outre mesure son système cérébral; ou bien, si ces mêmes travaux avaient provoqué en lui une suractivité musculaire et nerveuse, il lui serait convenable alors de chercher une dérivation bienfaisante dans la lecture facile d'un livre agréable, ou dans le doux *far niente* de son coin du feu. Le soir, quand il ne jouerait pas et que son cerveau fatigué réclamerait un peu de repos, il lui serait bon de se donner le plaisir d'une partie de billard, d'une partie de cartes, celui de la danse, celui même de contempler l'aspect varié et mobile des personnes que la danse agite, plaisirs qu'il assortirait à son âge, à ses goûts et à son sexe. Pendant les beaux jours du printemps et de l'été, des promenades bien dirigées, quelquefois la pêche, quelquefois les ébats champêtres, quelques excursions artistiques qui le distraient, sans trop le fatiguer, quelquefois des jeux sédentaires conviendraient également au maintien de sa santé et aux progrès de son talent. Ces distractions lui sont alors d'autant plus faciles, qu'il existe moins d'activité théâtrale durant cette partie de l'année. C'est en cultivant ainsi tour à tour et son intelligence et ses forces musculaires : c'est en sachant céder à propos aux besoins alternatifs de ces deux élémens de son existence, qu'ils se développeront chez lui dans une harmonie salutaire.

CHAPITRE QUATRIÈME.

DE LA JALOUSIE.

ARTICLE PREMIER.

Considérations générales.

L'émulation est la mère des arts ; sans elle il serait difficile de concevoir aucun progrès. C'est elle qui aiguillonne la paresse naturelle à l'homme ; c'est elle qui l'excite aux études consciencieuses et à l'acquisition des moyens de plaire à ses semblables, juges en dernier ressort de ses talens et de sa réputation. Elle lui souffle l'envie continuelle de l'emporter sur ses concurrens, et ne lui inspire guère que des moyens légitimes pour y parvenir. On conçoit que sous l'influence d'un tel excitement les fonctions de l'économie ne laissent pas d'être plus ou moins modifiées, souvent avec avantage, quelquefois d'une manière fâcheuse, selon l'intensité de l'émulation (que l'éducation doit retenir en de justes bornes) et selon la constitution forte ou fragile de l'individu qui en est travaillé. Puisque telle est la condition imposée aux œuvres de l'homme, que leur exécution, pour être remarquable, doit avoir excité chez eux le système cérébral ainsi que plusieurs appareils organiques qui président aux passions, il faut se soumettre à cette nécessité, et tâcher seulement de la bien diriger. Mais lorsque cette émulation a éprouvé quelques désappointemens, ou lorsqu'elle craint d'en éprouver, lorsqu'elle tremble pour sa propre existence ou pour sa renommée, elle change bientôt de forme et de langage ; elle prend le nom et le caractère de la jalousie, et cela, en raison des prédispositions individuelles et de la physionomie particulière de l'art dans l'exercice duquel on la ressent.

ARTICLE II.

Causes de la jalousie chez les artistes dramatiques.

Toutes les directions de l'activité humaine, tous les âges de la vie connaissent plus ou moins la jalousie : ni l'enfant, au sortir de son berceau, ni le vieillard, sur le bord de sa tombe, n'echappent entièrement à cette commune loi. Née en nous du sentiment de notre faiblesse et de l'egoïsme de nos désirs, elle a conséquemment des droits presque inaliénables sur toute créature humaine, quels que soient sa position sociale, son sexe, sa fortune et ses titres. Personne n'évite complètement ses atteintes, et telles sont sa subtilité et son adresse, qu'elle est partout la bienvenue, qu'on la traite partout en enfant gâté, et qu'elle peut se glisser du boudoir d'une coquette dans le cabinet de l'homme de lettres, sans causer plus de surprise ou de gêne qu'une autre personne du logis. C'est le lutin de la chaumière, c'est l'Asmodée des palais. Elle s'assied au conseil entre les ministres, à l'Académie entre les savans; elle se blottit dans l'urne électorale, se place entre les dames du monde à l'Opéra, galope avec le dandy, se promène au bois dans l'équipage des heureux du jour, et se faufile, au sortir du bal, dans la chambre à coucher de plus d'une beauté, fraîche ou décrépite, modeste ou superbe. C'est elle qui se tapit dans le comptoir du marchand sous le nom de concurrence : c'est elle qui se plonge, en le déchirant, dans le cœur de l'artisan qu'elle égare : c'est elle qui séduit l'esprit des jeunes filles sans fortune et les perd. Partout on l'accueille avec bonté, partout on se repent de l'avoir accueillie.

Toutes les directions de l'activité humaine, avons-nous dit, connaissent plus ou moins la jalousie; mais aucune ne la connaît peut-être avec plus de familiarité que la profession d'artiste dramatique. Larive lui-même l'affirme. La « jalousie, dit-il, ce fléau redoutable de toutes les sociétés, réside plus particulièrement au spectacle qu'ailleurs. » Tout semble en favoriser le développement parmi ces derniers, et la nature de la profession qui consiste à plaire chaque soir à un public changeant et capricieux, et le caractère mobile que communiquent à l'acteur lui-même ces transfigurations continuelles de sa propre individualité en des individualités de convention, et le but auquel il tend, celui de faire sa réputation et sa fortune en affrontant la mer orageuse de la bienveillance publique, et le mode d'exercice de cette rivalité qui a lieu dans la même arène, dans les mêmes momens, souvent en présence des mêmes spectateurs, comme une lutte d'athlètes, comme une course de chars entretenues, exaltées par les mille voix de la foule, poignantes aux vaincus, charmantes à l'oreille des vainqueurs. Il y a dans ce chaos de craintes suspendues, d'amour-propres blessés, de joies triomphantes, un enivrement égoïste dont il est difficile aux plus sages mêmes de se garder; il y a dans cette pomme fatale et enviée que le public présente aux yeux de tant de convives, presque également ambitieux, sans avoir des droits égaux à l'être, une semence inévitable de discorde. Le beau sexe en ressent d'abord les premières atteintes : un double orgueil, celui de la beauté et celui du talent, éveille en lui une double susceptibilité, un double sujet d'inquiétudes et de peines. Les hommes, que des conquêtes moins nombreuses à défendre rendent moins vigilans sur ce point, sont peut-être moins souvent désunis par cette rivalité. Dans le monde dont il est ici question, les lois de l'attraction ne ressemblent point à celles qui régissent notre planète et tous les corps qui peuplent l'espace. L'attraction est dans le monde dramatique en raison inverse des masses et en raison directe du carré des distances : c'est la loi. Plus les droits sont égaux, plus les applaudissemens sont partagés, et plus les mérites se rapprochent, plus la jalousie s'insinue adroitement entre les concurrens. Mais aussi point de méchanceté gratuite; la crainte seule a opéré les attaques, les coalitions. Les loups ne viennent point ici gourmander les agneaux d'avoir troublé leur breuvage.

ARTICLE III.

Effets de cette jalousie.

Ces agitations, ces craintes, ces positions précaires, produisent et entretiennent mille rivalités qui se manifestent, selon le caractère et la constitution du patient, tantôt par les emportemens de la colère, tantôt par les ruses hostiles de l'hypocrisie, tantôt enfin par un chagrin rongeur, qui consume lentement, ou porte à des actes de désespoir; ces derniers cas sont les plus rares de beaucoup. Celle-ci irritée du succès de sa camarade, obtenu à son détriment, en éprouve un courroux violent; son cœur se déchire et bondit, sa circulation s'accélère, sa figure rougit ou bleuit, sa bouche écume, ses yeux brillent. Une congestion cérébrale subite peut la foudroyer. Une autre, en proie au même tourment, sera prise d'une attaque d'hystérie, d'une crise de nerfs ; tout le code pharmaceutique n'y pourra rien : son jeune docteur maudira cent fois la faculté qui ne lui a pas enseigné de remède certain contre un tel mal. Mais attendez un peu, laissez se dissiper ce premier chagrin qui l'oppresse, puis rappelez-lui les éloges qu'elle a reçus, les rôles où elle a brillé, les qualités qui la rendent admirable ; traitez d'erreur éphémère du public, les bravos qui l'ont affligée, persuadez-lui que dès qu'elle le voudra elle pourra prendre une éclatante revanche sur sa rivale, promettez-lui surtout, si vous en avez le pouvoir, l'abaissement prochain de l'usurpatrice qui l'inquiète, tout cela sans une adresse extrême, car sa vanité naturelle vous en dispense, et vous verrez la malade renaître insensiblement, vous verrez un calme enchanteur s'épandre dans tout son être au doux murmure de vos paroles flatteuses. Son premier regard vous remerciera de ce bienfait. Habile docteur, vous lui avez sauvé la vie?

Celui-là, dans les mêmes circonstances, dissimulera son ressentiment. Ses entrailles n'en seront pas moins bourrelées de jalousie, son système nerveux n'en sera pas moins agité et frémissant; son sang se refoulera dans sa poitrine; ses extrémités seront glacées; sa circulation deviendra moins active et plus irrégulière, et ces différens phénomènes ne disparaîtront que lorsqu'à l'aide de moyens insidieux, il sera parvenu à nuire à son compétiteur. Que ces crises se répètent fréquemment, elles donneront naissance à des congestions organiques qui compromettront gravement la santé. Ce dernier enfin, blessé jusqu'au fond du cœur, ou d'une chute inattendue, ou d'un succès moins grand qu'il ne comptait, s'en affecte, devient taciturne et triste; son appétit s'éteint, ses digestions languissent; il se crée mille maux imaginaires. Quelquefois, par suite de cette désorganisation morale, sa poitrine s'affecte, il tombe dans l'étisie; quelquefois son imagination se pervertit, son jugement s'altère, son cœur s'endurcit, et, las de l'existence, il attente lui-même à ses jours.

Observation d'un artiste de New-York.

On a vu, il y a quelques années un triste exemple de ce dernier résultat. Un acteur anglais qui jouissait à Londres d'une certaine célébrité, passa en Amérique et s'engagea au grand théâtre de New-York. Il y fut bien accueilli, mais les faveurs du public ne furent pas portées assez haut pour son amour-propre. Il existait, sur le même théâtre des acteurs qui jouissaient de plus de réputation que lui. Cette préférence le plongea dans un chagrin amer. Ce chagrin, s'irrita lui-même à tel point que celui qui en était affligé, résolut de se débarrasser de la vie. Un bateau à vapeur partait de New-York pour Philadelphie ; il y monta comme voyageur. On le vit se promener quelque temps sur le pont, solitaire et rêveur. Puis, quand l'ancre fut levée, et que le bateau commençait à voguer, il se rendit à la proue, et s'elança dans les flots. Il disparut à jamais.

Les roues du *Steam-boat* l'avaient probablement froissé et étourdi, ou bien il s'était promptement englouti dans la violente agitation des vagues qui signale le passage d'un navire de ce genre.

Des conséquences d'une telle gravité ne sont qu'exceptionnelles. Dans le monde ces résultats sont plus communs. Sur 6,782 suicides qui ont eu lieu à Paris, de 1794 à 1823, on présume que 92 ont été causés par la jalousie, mais par quelle sorte de jalousie? Les renseignemens statistiques ne s'expliquent point à ce sujet. Dans les sociétés dramatiques, cette passion moins profonde et plus mobile, plus impétueuse et moins dissimulée, borne ordinairement ses effets à des tracasseries intestines, à des désagrémens provoqués, à des insuccès de débuts plus nuisibles à celui qui en est la victime, qu'à la santé de celui qui les occasione. Ici les moyens dont la jalousie se sert, se ressentent un peu de l'imitation théâtrale : ils font plus de peur qu'ils ne font de mal. Au lieu du poignard dont les gens du monde font parfois un usage fort habile, c'est aux sifflets qu'on a recours ici dans sa vengeance; en guise d'un poison perfidement apprêté, c'est un propos méchant que l'on emploie pour soulager sa haine d'un jour. A la place du suicide sans retour possible, c'est sa bourse que l'on épuise, ce sont ses charmes que l'on hypothèque, pour nuire par des écrits, qu'on n'a pas faits soi-même, à la réputation de son émule ou de sa rivale. La colère et la vengeance ne vont jamais plus loin : un vaste champ reste au repentir et à la réconciliation; souvent les ennemis du mois passé y sont aujourd'hui en fort bonne intelligence, quand le temps a épuisé les animosités, que les rivalités sont cessées, ou que le besoin d'une vengeance commune réunit les parties autrefois belligérantes dans la même confédération. Ainsi font les rois des nations, ainsi font les rois de théâtre. Jalousie pour jalousie, moyens pour moyens, les habitans de ce pays-là valent bien, dit-on, ceux du nôtre.

Outre les torts que la jalousie peut causer au

jeu harmonique des organes de l'artiste dramatique, elle en occasione de plus grands encore à son talent et à ses succès scéniques. Poussé par une malice inconsidérée, que ses poses, que sa voix, que son débit soient calculés de manière à mettre obstacle au développement des moyens de l'artiste qui est en scène avec lui, celui-ci peut en user de même à son égard : le mal qu'il veut lui faire retombe donc inévitablement sur son auteur. L'intérêt bien entendu des artistes dramatiques exige conséquemment que les dissensions particulières soient anéanties devant l'art et les faveurs du public. Aussi, les acteurs doués de quelque mérite, ne commettent jamais de tels enfantillages. Mais il est un autre écueil plus trompeur et plus difficile à éviter, contre lequel échouent assez fréquemment les acteurs distingués que la prédilection des spectateurs a trop tôt caressés. Ils deviennent vains de leur mérite, s'aveuglent sur leurs défauts, ne s'imaginent point qu'il leur reste des progrès à faire, et si, pour leur malheur, il s'élève à côté d'eux, sur la même scène, quelque homme de génie lentement grandi sous les dédains de la foule, à la fin vaincus, ou bien ils cherchent follement à l'imiter, ou bien dévorés d'envie, et dans l'intention de le surpasser, ils exagèrent leurs propres moyens, négligent les études consciencieuses, et se font écraser sous les roues du char triomphal de leur camarade. Sans cette jalousie insensée, ils fussent sans doute parvenus, grâce à une étude et à un esprit d'analyse soutenus, à conserver toujours leur originalité. La foule les aurait toujours revus avec plaisir, et l'estime éclairée des connaisseurs ne les aurait jamais abandonnés. Mais ils ont écouté leur jalousie, et ils se sont perdus.

ARTICLE IV.

Conclusion.

Cultiver son esprit et son cœur, étudier consciencieusement son art, s'acquitter avec fidélité de tous ses devoirs, mériter les applaudissemens et l'estime légitimes du public éclairé, tels sont les moyens de défendre son âme contre la jalousie, et d'en repousser les atteintes étrangères. Si, malgré leur emploi, on était doué d'une susceptibilité si exaltée, ou d'un esprit si méchant, qu'on ressentît encore cette passion, il importerait de veiller aux désordres qu'elle jetterait dans l'organisme. Ne porte-t-elle qu'à médire ou à nuire par des ressources indirectes, l'hygiène s'en occupe peu? Agit-elle sur la circulation générale, en refoulant le sang vers un organe important à la vie? Il est bon de prévenir ces résultats ou d'y remédier par des évacuations sanguines, et les calmans antiphlogistiques appropriés à la lésion et aux circonstances au milieu desquelles elle se présente. Produit-elle la mélancolie ou l'hypochondrie? Il importe de se distraire, de changer d'air, de théâtre, de contrée, et de surveiller l'état de ses intestins. Ces précautions sont de nature à empêcher que l'état morbide n'aille plus loin et ne donne naissance à des résolutions désespérées. L'hygiène morale et l'hygiène physique doivent être mises simultanément en usage, pour écarter un sentiment si fâcheux et pour obvier aux conséquences qui peuvent en résulter.

SECTION DEUXIÈME.

INFLUENCES MORALES SOCIALES.

CHAPITRE UNIQUE.

CONSIDÉRATIONS GÉNÉRALES SUR L'INFLUENCE DES PRÉJUGÉS PROFESSIONNELS SUR LES PROFESSIONS.

ARTICLE PREMIER.

Action du préjugé sur les professions en général.

L'homme, dans l'état social, tient à tout ce qui l'environne. Il emprunte à toutes les manifestations de l'existence au sein de laquelle il se meut des modifications variées et puissantes qui le perfectionnent ou le détériorent. Des agens primitifs et matériels que la nature ou la société mettent en contact avec lui, il reçoit les influences proportionnelles; des agens moraux que le hasard où la volonté des siens expose à son intelligence imitatrice, il compose le plus souvent ses principes et sa morale. Ainsi l'ouvrier mineur dont la vie se passe au milieu des circonstances les plus insalubres n'a point en général la vigueur ni la santé du portefaix robuste : ainsi l'artisan qui n'a pour vivre que ses gains journaliers, si chétifs qu'à moins de se priver de tout plaisir, il ne saurait économiser, qui d'ailleurs voit tous ses compagnons fêter communément certains jours de l'année par d'abondantes libations, sera naturellement enclin à les imiter et à perdre au milieu d'une ivresse passagère et peu coûteuse le souvenir des soins qui l'attendent encore.

Mais s'il est démontré que les professions exercent sur ceux qui s'y adonnent une double influence qui dépend, et des conditions physiques auxquelles elles exposent, et des relations morales qu'elles établissent naturellement entre elles, par voie d'analogie, il ne l'est pas moins pour nous que l'opinion que la société se fait d'elles ou de chacune d'elles en particulier, possède un immense pouvoir sur leurs développemens respectifs. Cette opinion raisonnable ou absurde, justifiée ou démentie par les faits, s'établit, règne, et demeure long-temps inébranlable aux assauts tardifs du sens commun. Elle caresse et protège ceux qu'elle affectionne : elle rejette et dégrade ceux qui lui déplaisent. Et quelle que soit parfois son injustice, elle n'est jamais plus criante que, lorsque accouplant dans la même réprobation ou dans les mêmes priviléges, les intelligences les plus diverses, sous le vain prétexte d'une conformité de dénomination, elle opère ainsi des alliances monstrueuses, écarte ou réunit capricieusement les élémens les plus harmoniques ou les plus disparates, et reconstruit à son gré, la nature pour la rendre bizarre comme elle, et y admirer sa propre image. De là ces divisions de l'activité humaine en professions, métiers, industries, etc, etc; divisions qui ne consistent pas seulement dans les mots qui les expriment, mais dont la réalité est encore plus profondément empreinte dans les influences sociales différentes qui vont les frapper. Ceux-ci séquestrés du mouvement social, abandonnés le plus souvent à leur développement instinctif, toujours faible et stérile s'il n'est puissamment aidé, naissent, passent et meurent avec la même brièveté et les mêmes misères, sans avoir presque participé aux améliorations dont on se glorifiait autour d'eux. Celles-là au contraire flattées, chéries, accablées de privilèges, apparaissent, se conservent et s'éteignent sous des auspices plus favorables : tout leur semble zéphir : leurs rameaux fructueux ombragent au loin le sol; pour elles le ciel est plus doux, la campagne plus vaste, et le cultivateur plus indulgent. De là ces décrépitudes précoces, ces mortalités effrayantes, ces laideurs morales, que l'on remarque chez les uns ; de là ces avantages physiques, ces beautés morales, cette sociabilité séduisante qui distinguent particulièrement les autres.

Le préjugé relatif aux professions a revêtu tour à tour les couleurs des siècles qui en étaient affligés. Dans le principe, les hommes se livrant sans péril à leur indolence naturelle, en raison de leur peu de désirs, de leur dissémination et de leur petit nombre, ont regardé comme vile toute profession qui ne se rapportait pas à leurs besoins les plus immédiats, ou plutôt ils n'en connaissaient point, chacun étant chargé, chez eux, de suffire aux nécessités limitées de sa vie sociale élémentaire. Plus tard, les peuples travaillés du soin de se constituer ou de s'agrandir, n'ont eu en honneur que les professions qui satisfaisaient à ces deux penchans, les armes, le sacerdoce et la magistrature. Encore cette dernière vit-elle sa dignité méconnue pendant long-temps chez la plupart. Lorsque la civilisation eut fait quelques progrès, que l'intelligence de chaque peuple eut commencé à s'essayer dans les directions sociales dont le germe préexiste en elle, et que l'importance des diverses transformations de l'activité humaine eût été mieux comprise, les professions jusque alors répudiées, se classèrent naturellement, selon leurs relations avec le pouvoir, selon leur importance présumée et les difficultés intellectuelles que l'on y éprouvait. Cette dernière conditoin n'a pas toujours été exactement suivie. Tantôt lepeu d'éclat dont brillaient les professions qui auraient pu revendiquer cet honneur, et tantôt l'ombrage que leur allure gaillarde et leur esprit frondeur donnaient à la religion de l'époque, ont nui à opinion qu'on aurait dû s'en faire.

Quoi qu'il en soit de cette classification, on conçoit, et les preuves de ces vérités se rencontrent à chaque pas dans l'histoire, qu'elle a dû premièrement entraver, avec plus ou moins de succès, les progrès des professions que l'opinion se plaisait à ravaler, et arrêter en même temps le développement des facultés physiques et sociales des individus qui les exerçaient: elle a dû ensuite favoriser outre mesure l'accroissement des professions protégées par elle, et en engager simultanément les membres à des abus et à des excès de tout genre dont l'audace a dû enfin leur être funeste. C'est ainsi que par un balancement providentiel l'inflexible logique du temps conduit impitoyablement les principes à leurs conséquences.

ARTICLE II.

Action du préjugé sur les beaux-arts.

Cependant il existe parmi les professions un groupe choisi qui ne se mêle au mouvement général que pour en présenter l'imitation embellie, dont le but est d'éclairer l'homme en l'amusant, d'éveiller à chaque instant les plus nobles sympathies de son cœur, les élans de son esprit : groupe aimable, insouciant, généreux, charmant jusque dans ses défauts, ayant besoin, pour vivre, des caresses de la société, comme l'oiseau-mouche du suc des fleurs : ce sont les beaux-arts. Pendant longtemps le vulgaire, incapable de les comprendre, et n'en pouvant juger que d'après l'humilité qui les entourait ou de ridicules imaginations, fut innocemment injuste à leur égard. Ils furent contraints d'exposer au grand jour des palais ou sous les voûtes mystiques des églises, musées de leur époque, les productions de leur génie divers. Quelques grands les protégèrent par ostentation, d'autres les encouragèrent, engagés à ce bienfait par un penchant particulier, de sorte que malgré le préjugé de la foule qui ne tendait point à favoriser les beaux-arts, ils ne perdirent rien de leur éclat. Mais les artistes mal récompensés, languissaient presque tous dans la misère ou dans la dépendance de leurs protecteurs. Ainsi, dans ces temps d'ignorance, si les beaux-arts n'ont point souffert d'une manière notable des préjugés de la foule, ceux qui les cultivèrent ne possédèrent point en général assez de fortune ni d'indépendance, pour se procurer les avantages hygiéniques dont jouissaient les hommes les plus privilégiés de leur siècle.

Plusieurs circonstances, qu'il n'est pas de notre sujet de rappeler ici, ont amené une révolution complète dans ce préjugé. Depuis le commencement de ce siècle, ni les beaux-arts, ni les artistes n'ont à se plaindre avec justice de l'indifférence publique. Ils sont comblés d'égards et d'honneurs : leurs productions ont été plus libéralement rétribuées qu'elles ne l'avaient été dans les âges précédens, et si l'art a peu gagné à ces changemens heureux, les artistes ont du moins acquis plusieurs avantages remarquables, la considération sociale, une aisance moins difficile à obtenir, et une indépendance légitime et noble.

ARTICLE III.

Action du préjugé sur la profession dramatique.

En dépit de tant de conquêtes faites par les beaux-arts sur l'opinion publique, l'art dramatique lui seul, témoin malheureux de toutes ces merveilles, n'a point agrandi son domaine, n'a point vu croître ses honneurs. Privé de l'influence transitoirement salutaire du préjugé qui le soutenait autrefois, il n'a point encore obtenu celle des distinctions sociales qui lui sont dues, seules capables de le protéger aujourd'hui. Par suite de cette double affliction, il hésite, il décline, il souffre, et les artistes dramatiques, victimes de cette crise, en souhaitent ardemment le terme. Quels sont les effets du préjugé sur l'art dramatique et sur l'artiste qui l'exerce?

Qu'arrive-t-il, lorsque cet aiguillon étant émoussé, il n'est point remplacé par un excitant moral énergique? Quels sont enfin les moyens de relever l'art dramatique, et d'assurer aux artistes qui s'y livrent une position favorable au développement de leurs facultés selon les lois de l'hygiène? Telles sont les questions qui vont nous occuper tour à tour.

ARTICLE IV.

Des causes qui semblent avoir fait naître et avoir entretenu le préjugé relatif à la profession de l'artiste dramatique.

Tant que l'art dramatique se borna à faciliter la circulation des idées religieuses ou à augmenter la pompe et le charme des solennités de l'Église, les membres du sacerdoce, tout-puissans alors, n'en prirent point d'ombrage, et protégèrent même cet allié qui, par l'attrait du plaisir, attirait dans leurs temples, faisait accourir à leurs fêtes les populations toujours soumises à leurs lois. Mais dès que s'abandonnant à son instinct favori, il eut tenté de séduire la foule par la représentation de ses propres passions et de ses propres erreurs, dès qu'il se fut éloigné de la religion, son ancienne protectrice, et qu'il eut élevé ses temples en face de ceux qui lui avaient jadis donné asile, la religion redoutant pour sa domination le pouvoir flatteur d'une telle concurrence, s'émut, s'indigna, lança ses foudres, qui ne pouvant atteindre l'art lui-même, frappèrent du moins les artistes. Ils furent excommuniés, la terre sainte fut défendue à leurs dépouilles mortelles. Les mœurs les plus mauvaises leur furent prêtées. La foule insensée ajouta foi à ces pieuses exagérations. La mère craignit pour sa fille et le mari pour sa femme l'approche contagieuse de leur personne maudite. Mais de fait leur plus grand crime était d'avoir rompu avec l'Église, et de présenter dans leur conduite un léger reflet des mœurs de l'aristocratie de leur époque, sans en avoir en même temps le privilège d'impunité.

Cette opinion, une fois accréditée, s'entretint sans doute, d'abord par la nature de la profession elle-même qui contraignant ses membres d'être fréquemment réunis ensemble, et d'être le plus souvent éloignés des autres hommes pendant les loisirs de ces derniers, facilite par là l'habitude de les juger en masse, et leur enlève l'avantage d'un commerce plus intime avec la société. Elle dut ensuite être favorisée par l'idée peu flatteuse que le monde aime en général à se faire de ceux qui servent à ses plaisirs. Les lois féroces qui sur la scène assujettissent l'acteur au public, n'ont pas été sans influence sans doute sur le despotisme de celui-ci. Plusieurs circonstances infiniment importantes ont donc contribué à ravaler le ministère de l'art dramatique.

ARTICLE V.

Effets du préjugé sur l'art dramatique et sur les artistes qui l'exercent.

La plus grande énergie de ce préjugé se fait surtout remarquer, et nous avons reconnu cette vérité au moment où les sociétés cherchent à se dégager des maillots dans lesquels les privilèges antiques veulent les retenir. Avant, l'émancipation de l'art n'existe pas; on le flatte, on le protège, parce qu'il n'est point à craindre ; après, on ne peut plus l'atteindre, il échappe, en lançant impunément ses sarcasmes, il se dérobe à ses inquisiteurs, parce qu'il trouve partout un refuge. Mais pendant ce temps d'oppression, le spectacle qui se passe sous ses yeux, l'agitation féconde des esprits qui vient se concentrer en lui, le mouvement de fermentation qui fait germer et fleurir toutes les branches de l'intelligence qui se courbent à l'envi pour déposer près de lui leurs richesses ; tout l'éclaire, l'élève, lui devient utile. Une société nouvelle se forme ; devant les défenseurs surannés du passé, une génération éclairée s'avance avec adresse, jalonne sa route de productions éclatantes, et pose ensuite du premier pas, sans le savoir, surtout sans y prétendre, les limites sublimes de l'imagination unie à la raison. Là tout est naïf, tout est distinct : chacun porte la quotité de son génie, sans s'en prévaloir, sans même s'en douter. Quel beau champ pour l'art dramati-

les époux, soit contre leurs complices, presque la moitié des crimes sont dirigés contre l'époux outragé. C'est au contraire la vie de la concubine ou de la femme séduite que menacent le plus les crimes commis par suite de débauche, de concubinage ou de séduction. Rien de semblable ne se passe dans les sociétés dramatiques. Soit que les époux, plus traitables sur un tel sujet se pardonnent réciproquement avec plus de facilité leurs passions étrangères; soit que les artistes du sexe féminin, qui ne sont pas mariées, habituées pour la plupart aux ruses de l'amour, trouvent difficilement de plus adroits qui les abusent; soit que l'opinion de leurs camarades, moins inflexible pour leurs faiblesses, leur évite les angoisses de la honte et les efforts infructueux dans lesquels on s'épuise pour y échapper; soit pour toutes ces causes réunies: toujours est-il que les sociétés dramatiques offrent rarement le déplorable spectacle de la faiblesse humaine luttant en vain contre le bras vengeur de l'opinion, et ne trouvant, de meilleur subterfuge dans son désespoir, que de se métamorphoser en crime, pour en éviter illusoirement la menace et les coups. Ce résultat que l'hygiène reconnaît, sans en sanctionner les causes, ne plaide pas autant en faveur des artistes dramatiques qu'il parle contre la société actuelle, si présomptueuse et si vaine de son perfectionnement exagéré. Mais les crimes dont l'amour est la cause ne sont pas les seuls que les influences de sa profession écartent de l'artiste. Il en est d'autres qu'il fuit presque toujours, malgré les exemples nombreux que la société prend soin de lui fournir. On voit souvent entrer dans nos bagnes, marcher au supplice, et le notaire faussaire, et le prêtre sacrilège, et le négociant avide, et l'ouvrier égaré par son ignorance ou par sa misère ; mais jamais peut-être un artiste dramatique, ou du moins les cas en sont bien rares, n'a pénétré en criminel dans ces retraites de l'infamie ou du malheur, et n'a gravi, pour crime, les marches fatales de l'échafaud. Les tableaux statistiques en font foi. Ce privilège, qui rehausse l'artiste, à quelles causes en est-il redevable ? Serait-ce qu'étant moins exposé, en raison de sa profession, aux caprices de la fortune, il est moins tenté d'en fixer l'inconstance par des moyens coupables ? Mais ses directeurs ne lui font-ils pas banqueroute ? Le fruit de ses économies placé chez un notaire, chez un banquier, ne peut-il pas disparaître avec la caisse et l'honneur du notaire, du banquier ? N'a-t-il pas quelquefois des passions qui le ruinent ou du moins l'empêchent d'accumuler ? Sa profession est-elle si pleine d'attraits, qu'il ne désire souvent de s'en retirer ? Serait-ce qu'accoutumé à céder à propos aux exigences de sa nature, il doive être moins sujet que le prêtre, par exemple, aux fureurs aveugles des appétits sensuels imprudemment réprimés ? Mais les célibataires que des vœux sacrés engagent ne sont pas les seuls qui aient abusé de leur force contre un sexe faible et timide. Serait-ce que moins de carrières étant ouvertes à son ambition, le terme de ses espérances se trouve nécessairement borné à l'art qui fait son patrimoine? Mais quel que soit le champ des espérances, la vengence, l'amour sordide du gain, se déploient dans tous les espaces, aussi bien dans la ferme du laboureur que dans les appartemens du citadin? C'est que la culture des beaux-arts, à quelque degré que ce soit, élargit plus ou moins l'âme de leurs adeptes, les prédispose aux sentimens désintéressés, et répand dans leur cœur une prodigalité inépuisable de penchans et de désirs, libérale peut-être pour quelques vices personnels, mais économe pour le crime. C'est qu'en général il excite entre eux une bienveillance fraternelle qui vient en aide au camarade malheureux et lui évite le funeste recours d'attenter aux lois de la société. Elle est donc bien mal venue cette société dédaigneuse à regarder de si haut et à juger avec tant d'orgueil ceux qui se consacrent à son plaisir. Dans ce procès inégal, la robe des accusés est-elle donc sans blancheur et sans parfum, celle des juges est-elle donc sans tâche?

Les effets relatifs du préjugé sur les artistes dramatiques varient selon l'intelligence et l'organisation de ces mêmes artistes. Il est permis à cet égard de les partager en quatre classes distinctes, reconnaissant chacune, pour attribut spécial, le mode d'influence qu'elle en éprouve. La première, et c'est de beaucoup la plus nombreuse, comprend la foule des artistes qui, ne ressentant point de vocation particulière, manquant de talent, occupent les emplois subalternes de l'art dramatique, pour gagner leur existence, comme ils feraient tout autre métier, dans le même but. Ceux-là n'ont presque rien à reprocher au préjugé, si ce n'est que des exemples séducteurs leur étant offerts et une éducation superficielle leur étant communiquée par le peu qu'ils répètent ou qu'ils entendent, ils sont par cela même plus portés peut-être aux défauts qui accompagnent les éducations incomplètes. Leur plus grand malheur provient de la pénurie de leurs moyens dont ils ne retirent que des honoraires incapables de les préserver de la pauvreté.

La seconde classe, plus limitée que la précédente, se compose des artistes qui doués d'un tempérament fougueux et de talens naturels, n'ont pas en même temps l'aptitude nécessaire pour vaincre par l'étude et la sagesse les difficultés de toutes sortes qui les entourent. Enfans abandonnés à tous les orages de leur cœur, à tous les caprices de leur imagination, ils n'ont pas de mère qui les avertisse ou qui les châtie. La marâtre les a délaissés à leur naissance, et trouve plus facile de les calomnier que de veiller sur eux. L'opinion les suppose chargés d'avance des mœurs les plus mauvaises, et les a condamnés sans les entendre. A quoi leur servirait de tenir en laisse leurs passions qui veulent s'échapper? Pourquoi se fatigueraient-ils à des combats sans gloire? quels fruits retireraient-ils de leurs efforts pour dompter l'impétuosité de leurs sens? leur en saurait-on le moindre gré? En obtiendraient-ils un sourire plus flatteur du préjugé? non, pas une insolence de moins, pas une faveur de plus. Eh bien! qu'un préjugé si opiniâtre soit le bienvenu ! et se jetant en aveugles au milieu des séductions qui les environnent, des plaisirs qui les agacent, des voluptés lascives qui les appellent, sans qu'aucune main amie les retienne, sans qu'aucune voix sociale leur crie : arrête ; ils continuent de suivre ces enchanteresses, jusqu'à ce qu'ils tombent de fatigue et de regrets. Souvent la gêne, la misère, et les angoisses qu'elles occasionent, et les maladies qu'elles amènent, viennent grossir ce cortège. L'hygiène alors n'a plus qu'à gémir. Mais était-ce au milieu de tant de désolation que devaient se perdre leurs espérances ? l'honorable considération que la société aurait dû témoigner au talent uni aux bonnes mœurs, quels que fussent, et son rang, et son titre, les aurait-elle conduits à de si tristes résultats ?

La troisième classe, moins nombreuse encore, renferme ceux à qui la nature a donné plus de sensibilité que de jugement, plus d'intelligence générale que d'aptitude énergique pour le théâtre, plus d'imagination pour méconnaître les dégoûts que de fermeté pour les supporter. Séduits par de brillantes dispositions qu'ils entendaient vanter de leurs amis, ils ont embrassé la carrière théâtrale, sans songer aux difficultés qu'ils devaient y rencontrer, sans prévoir les ennuis qui les y attendaient, sans se figurer que ceux-là mêmes qui leur montraient la gloire et les biens de ce monde dans cette direction brillante, seraient les premiers à les y abandonner, dès qu'ils s'y seraient engagés. Étonnés de cette injuste dégradation, ils n'ont pas la force de s'élever au-dessus d'elle : ils se contentent d'en gémir; une résignation stérile devient leur seule défense. S'acquitter de leur emploi sans plaisir, mériter par habitude l'approbation de leur auditoire, sans en ressentir la moindre joie, voilà le supplice auquel ils sont tous les jours condamnés. Ils ne rencontrent pas de consolations ailleurs; tout leur paraît fade et terne, ils évitent la société de leurs camarades, celle des gens du monde; ou bien se figurant que leur économie est le siège de millė maux bizarres et changeans, ils se livrent à des inquiétudes sans cause et sans terme. L'amour n'a point de charme constant qui les attire, le vin n'a rien qui les séduise, le jeu leur semble ennuyeux et répugnant. L'amertume de leur cœur se répand sur les moindres sensations qui les rattachent encore à l'existence, les mets qui s'adressent à leurs sensualité engourdie, les sons dont l'harmonie pourrait les flatter, ne trouvent en eux ni d'organe qui veuille les accuellir, ni d'excitation nerveuse qui les flaire et les apprécie. Ils n'ont plus qu'un sentiment, c'est celui de leur mal; qu'une joie, c'est celle de l'exagérer et de s'en repaître à plaisir. Aussi, tristes, languissans, valétudinaires, timides, défians, ils ne vivent plus, ils végètent... Etait-ce pour traîner de la sorte leur existence désenchantée qu'ils ont jadis préféré la scène aux occupations de la vie réelle? La société n'aurait-elle pas mérité plus de bénédiction s de ces âmes frêles et sensibles, si elle eût moins songé à la satisfaction de son propre orgueil ?.....

La quatrième classe enfin, présente les artistes pourvus de toutes les conditions nécessaires pour se faire un nom au théâtre. Intelligens, persévérans et fermes, ils n'ont ni la sensibilité exagérée de ceux-ci, ni le tempérament indomptable de ceux-là; ils ne se livrent ni à de vaines tristesses ni à des passions nuisibles. Ils connaissent toute la rigueur du préjugé, et la bravent; ils en savent tout le ridicule, et le méprisent; ils en apprécient toute l'opiniâtreté, et ils la domptent ou du moins la forcent au silence. L'énergie de leur volonté leur fournit d'abord le courage utile dans ce pénible combat, les succès ensuite le soutiennent et l'affermissent. Le préjugé leur est même parfois salutaire. Il irrite leur amour-propre en le blessant, aiguillonne leur génie en l'insultant, et noblement obstiné à vaincre l'ennemi qui les harcèle, ils s'y appliquent et y réussissent. Mais, avant d'atteindre à ces résultats, que d'angoisses n'a-t-on pas eu à supporter, d'humiliations à dévorer! Quelle inébranlable résignation n'a-t-il pas fallu!

combien se sont arrêtés en route, vaincus de bonne heure par le préjugé ! ! !

En résumant en peu de mots les idées principales de cet article, nous voyons donc que si jusqu'ici l'influence du préjugé n'a point été fâcheuse pour l'art, en raison des circonstances favorables qui ont coïncidé avec elle, les artistes eux-mêmes en ont éprouvé aussi des effets divers, heureux ou funestes, selon l'énergie de leur tempérament et l'étendue de leur talent. Continuons.

ARTICLE VI.

Effets de l'absence ou de la diminution de ce préjugé, sans une excitation élevée qui lui succède.

Sans s'effacer entièrement, ce préjugé diminue après les grands bouleversemens sociaux. L'influence religieuse est alors moins écoutée ou plus raisonnable. Tant de positions ont été changées, tant de vanités baffouées, tant d'espérances détruites, que chacun semble momentanément plus disposé à regarder en pitié le peu de solidité des distinctions sociales. Instruit par le malheur, on sait mieux plaindre les malheureux. La plupart des professions s'émancipent, et se perfectionnent. Les richesses que l'on y a acquises peuvent se mettre audacieusement dans la balance, et faire équilibre soit à l'épée du guerrier, soit à la crosse de l'évêque. Elles deviennent un véritable pouvoir. L'esprit public tend en outre à croire qu'il en peut être de même du talent sans richesses. De toutes ces modifications il résulte un entraînement énergique vers les professions et les talens capables de procurer une influence directe sur le mouvement général, et une indifférence complète pour l'art dramatique et les artistes. On s'en inquiète peu : ce n'est plus pour la bonne société une affaire importante, c'est une distraction, un passe-temps comme tant d'autres, que l'on entremêle avec les éloges d'un concert, les bruits du jour, le cours de la bourse et les tours d'adresse d'un éléphant ou d'un sauvage. Au théâtre, c'est tantôt la musique que l'on va chercher, tantôt la splendeur des décorations, tantôt la bizarrerie des costumes, mais pour ce qui tient à l'art, on n'en parle point, c'est une niaiserie, ce n'est rien. Les genres se multiplient, se subdivisent, se fractionnent : quelques-uns perdent, d'autres gagnent, mais en définitive l'art s'éteint, de quelques sons harmonieux que l'on accompagne son cortège funèbre, de quelques vêtemens pompeux que l'on déguise son catafalque. Les auteurs se pressent de composer, les directeurs de représenter, les acteurs de répéter, et les assistans d'oublier. Tout se passe avec la même vitesse, succès et revers, revers et succès. Chacun s'arrête dès le premier pas, avec la prétention de marcher toujours. Ne cherchez pas le véritable public dans tout ce chaos; il a, de guerre las, abdiqué son jugement. On a la présomption de lui persuader tout ce qu'on veut, et lui se laisse faire, parce qu'il a d'autres préoccupations plus importantes en tête. Les dispensateurs de la renommée dramatique en sont le plus souvent les assassins enrégimentés. Ce sont eux qui distribuent avec adresse les éloges avant les représentations, les applaudissemens stipendiés pendant le cours de la pièce et les ovations à la fin de la soirée. On ne voit que par leurs yeux, on n'a d'avis que par les leurs. Rome n'est plus dans Rome, elle est toute où ses messieurs se placent.

Quant aux artistes, on les laisse suivre à leur gré leurs fortunes diverses. Ils ne sont ni estimés ni méprisés. Ils ne sont plus excommuniés comme par le passé, mais une présomption fâcheuse plane toujours sur eux. Jusqu'à démonstration complète du contraire, on les suppose toujours indignes d'entrer sans *qui vive* dans le sein des autres sociétés. On les y admet quelquefois par curiosité, ou en faveur des plaisirs qu'ils peuvent procurer à la réunion qui les invite. Les politesses les plus gracieuses de la maîtresse du logis s'adressent à ceux d'entre eux qui possèdent quelque talent musical; c'est la mode : ceux-là sont les protégés du siècle. On les recherche, on les fréquente, on les épouse. Chaque époque a son goût. Cependant, malgré ces prédilections spéciales, on peut dire qu'en général de toutes les professions qui exigent l'activité intellectuelle de l'homme, celle de l'artiste dramatique est encore la plus maltraitée dans l'opinion. D'ailleurs, l'état n'a pour eux ni titre qui les fasse distinguer, ni récompense qui les honore. Le ruban de l'honneur peut décorer la poitrine du musicien habile, du peintre célèbre, mais l'artiste dramatique doit se contenter de ses lauriers scéniques ; après sa mort, un peuple entier peut suivre son cortège, après sa mort, ses restes peuvent être déposés auprès des restes des grands de la terre ; mais pendant sa vie il ne sera leur ami qu'à la dérobée, ils ne lui presseront la main qu'en cachette ; nul titre, nul rang, nulle position élevée ne montrera à tous son mérite d'homme, ne viendra dire à tous combien il est grand parmi ses semblables. A lui les applaudissemens inconstans de la foule, à lui quelques faveurs chèrement achetées de la fortune : c'est là sa gloire, ce sont là ses espérances, on l'y déporte. A nous seuls les plaisirs qu'ils nous a fait goûter, les grandes leçons que son talent nous a mieux fait comprendre, à nous seuls le profit de nos loisirs, mauvais conseillers d'ordinaire et si noblement occupés par lui. Pour lui, en récompense, son nom tout court dans toutes les bouches, son souvenir dans l'imagination de toutes nos femmes ; mais un titre, un rang, une considération sociale... nullement. N'est-il pas assez heureux l'histrion? nous envions parfois son destin !

Quoi qu'il en soit de cette ténacité du préjugé, néanmoins à l'époque dont nous parlons, les mœurs générales devenant plus sérieuses, et les connaissances pratiques d'où résulte le confortable de la vie penétrant plus avant dans les masses, les artistes en sont aussi vivifiés, et présentent à leur tour, comme leur monde extérieur, et des mœurs moins légères, et des préoccupations plus sérieuses. Les conditions hygiéniques qui les entourent s'améliorent en partie. La vie pour eux n'est plus un jeu, mais une affaire, et souvent une affaire très épineuse. Ils tendent donc à se mettre au niveau de la société. Cherchez les défauts de l'acteur, vous les trouverez souvent dans ceux du spectateur. Le grand mal qui existe à cette même époque provient de la concurrence et des banqueroutes des directeurs : conséquences naturelles des mêmes causes générales. La même somme dépensée à peu près dans tous les temps par le public pour le plaisir qu'il cherche au théâtre, se partage alors en un plus grand nombre de prétendans ; les décors, les décorations, les costumes, étant en général plus somptueux qu'autrefois, prélèvent en outre sur les sommes partielles une fraction beaucoup plus forte. De là, excepté pour les théâtres richement subventionnés, et que protège le caprice du temps, une gêne et une pauvreté déplorables. De cette dernière cause naît souvent l'impossibilité d'obéir aux lois de l'hygiène, tout appréciées qu'elles puissent être.

Ainsi donc, la raison, la justice, la résurrection de l'art, le bien-être des artistes, tout réclame impérieusement quelques améliorations progressives dans l'opinion qui règne de nos jours sur l'art dramatique, et dans les coïncidences fâcheuses qui en entravent encore les progrès.

ARTICLE VIII.

Des moyens de relever l'art dramatique et d'assurer aux artistes qui s'y livrent une position favorable au développement de leurs facultés, selon les lois de l'hygiène.

Parmi les causes qui contribuent à produire le malaise que nous avons remarqué, il en est de générales qui tiennent à la nature du mouvement actuel des esprits ; il en est d'autres plus spéciales qui doivent leur existence à cette coïncidence de la diminution du préjugé avec l'absence de tout autre excitant moral. Aux premières qui sont le nombre considérable des théâtres, l'importance trop coûteuse de la mise en scène, les banqueroutes des directeurs, la fécondité stérile des auteurs, la trop grande fréquence des représentations nouvelles qui ne laissent à l'acteur le loisir de perfectionner aucun rôle, etc., etc., l'hygiène ne peut opposer aucun moyen palliatif. Les flots du temps eux seuls auront le pouvoir de balayer la plage. Cependant pour remédier jusqu'à un certain point aux pertes imprévues, à la gêne continuelle que ces causes générales font souvent naître chez les artistes, nous renouvellerons ici le conseil donné déjà dans un autre article de ce chapitre. Il consiste à engager les artistes dramatiques à fonder entre eux des caisses de prévoyance où chacun déposerait annuellement une quotité déterminée, et desquelles au bout d'un certain nombre d'années, l'administration de ces caisses prélèverait les secours nécessaires à ceux d'entre les déposans qui les réclameraient à juste titre. Par ce moyen, des épargnes seraient faites, et l'inquiétude d'une misère hideuse serait en partie évitée pour la plupart. On se règlerait du reste pour la fondation de cette caisse, d'après les chances spéciales de la profession, d'après les circonstances, et les usages ordinaires.

Les causes spéciales occuperont au contraire plus particulièrement notre attention. Le préjugé, avons-nous dit, n'a pas durant son période d'énergie, été inutile à l'art dramatique, et même aux acteurs en général, parce qu'il était vigoureusement imprimé sur les mœurs de la société de l'époque, parce qu'il sévissait presque également sur toutes les professions, parce qu'il avait pour ainsi dire sa naïveté, parce que de tous les beaux arts, l'art dramatique n'était pas le seul qui en fût flétri, parce que, gouvernans, gouvernés, tout le monde y croyait, les acteurs eux-mêmes. Mais de nos jours un tel préjugé devient une hypocrisie, une absurdité. Personne n'y ajoute foi, chacun en aperçoit l'injustice. De nos jours où il est prouvé par maints exemples que nous ne citerons pas, que de toutes les professions, quelque humble qu'elles puissent être, on peut aspirer, à l'aide du talent ou de la fortune, aux premiers rangs dans l'échelle sociale; de nos jours où les beaux arts voient combler d'honneurs et de dignités leurs plus nobles représentans, il n'est plus permis d'établir un tel préjugé. Nos intelligences le repoussent, nos mœurs y répugnent. Que faut-il donc faire? Exciter l'ambition et l'amour-propre des artistes dramatiques, comme nous excitons l'ambition et l'amour-propre des autres artistes, par des marques d'honneur, par la considération sociale, par des positions élevées, offertes pour récompense à ceux qui s'en montreront dignes. Prendre pour les générations nouvelles et futures qui se destinent à la culture de cet art, des soins analogues à ceux que l'on prodigue à la jeunesse de nos écoles de sculpture, d'architecture et de dessin. A ces projets d'amélioration nous ne voyons pas d'objection sérieuse. Pour quelle raison l'art dramatique ne mériterait-il pas tant d'encouragement? Ne les réserve-t-on qu'aux génies créateurs? Mais le grand acteur crée lui-même les intonations de sa voix, la vérité de sa physionomie, la beauté de ses attitudes, la puissance de ses effets scéniques, la fidélité de ses costumes : il modifie à son gré le rôle qu'il joue, comme le compositeur la musique qu'il adapte aux paroles du poète, comme le peintre les couleurs dont il couvre sa toile. Ne les réserve-t-on qu'aux professions utiles ? admettons un instant la vérité de cette assertion. Mais le grand acteur, en attirant au théâtre qu'il remplit de sa renommé une foule de spectateurs, en charmant les loisirs de l'homme de lettres, en occupant l'oisive inquiétude de la jeunesse, en dissipant l'ennui des gens du monde, en prêtant l'appui magique de son talent aux conceptions les plus élevées de l'intelligence humaine, ne peut-il pas être, comme le poète qu'il fait mieux comprendre, d'une utilité infinie à la société ? Le grand Condé se fût-il montré un si fervent admirateur des vers de Corneille, si Baron ne les eût dits en sa présence ? Ecartons donc de frivoles préoccupations qui nuisent à la vérité. Ouvrons les yeux, jugeons sainement de nos torts anciens, et exécutons-nous de bonne grâce.

Pour parvenir au double but d'aiguillonner

l'amour-propre social des artistes et les former à l'art qu'ils doivent honorer, il serait donc à désirer que ceux à qui appartient le privilège auguste de récompenser le mérite, par des signes de convention, ne s'imaginassent point devoir oublier celui des artistes dramatiques, et que les portes de ce palais où toutes nos gloires vivantes jouissent déjà du fruit de leurs travaux, s'ouvrissent quelquefois aussi aux acteurs les plus justement célèbres de chaque époque.

Il serait à désirer de plus qu'il fût créé dans la capitale une école dans laquelle des professeurs choisis enseigneraient aux personnes qui se destineraient à l'art dramatique, outre les études ordinaires qui consistent dans celles de la prononciation française de la déclamation parlée et chantée, et dans l'analyse dramatique, ce qu'il leur est utile de savoir sur la physiologie de la voix, la physiologie des gestes, de la physionomie et des attitudes, l'hygiène appliquable à ces diverses nécessités de la vie théâtrale, la psychologie des passions, et enfin la connaissance des principaux faits et des principales mœurs de l'histoire, dont la reproduction leur peut être imposée sur la scène. Il y aurait annuellement dans ces écoles, non-seulement des prix de science dramatique, donnés par les professeurs, mais encore des prix de bonnes mœurs, dont les élèves eux-mêmes indiqueraient les plus dignes prétendans.

C'est ainsi, tel est du moins notre avis, qu'il sera permis d'atteindre à une prospérité plus grande pour la classe des artistes dramatiques. C'est ainsi que l'hygiène trouvera un chemin plus facile pour répandre au milieu d'elle les améliorations qu'elle réclame. La santé des membres d'une profession dépend souvent des impressions morales que cette profession favorise, ces impressions morales du degré de développement où cette profession est arrivée, et ce degré de développement à son tour, des opinions où des institutions qui régissent cette profession. Tout cela s'enchaîne, tout cela se lie. Nier cette réciprocité, c'est nier l'évidence, et la négliger, c'est s'enlever soi-même à plaisir les plus belles ressources de son sujet.

En attendant, le pouvoir devrait aider de toute son influence, et dans toutes les villes du royaume qui possèdent un théâtre, à la résurrection des chef-d'œuvres de la scène française. Les directeurs, encouragés par des subventions habilement distribuées, choisiraient des artistes capables qui, moins talonnés par le sentiment de leur misère et par l'obligation d'apprendre incessamment de nouveaux rôles, étudieraient sérieusement leur art, et s'appliqueraient à donner à ces belles représentations où l'oreille et le cœur ne sont jamais insultés, l'ensemble séduisant qui en faisait le charme autrefois. Le public, qui malgré les erreurs passagères de son goût, aime toujours pourtant le bon et le beau, se laisserait prendre de nouveau à cette douce amorce. L'art se relèverait de ses ruines, les artistes recouvreraient la dignité qui leur appartient : toutes les autres productions dramatiques s'épureraient à ce modèle ; la morale publique y gagnerait sans doute, et le plaisir utile que les spectacles procurent au corps et à l'essence invisible qui l'anime, redeviendrait encore, entre les mains du médecin habile, un des moyens les plus puissans de rétablir la santé de l'homme, une des ressources les plus assurées pour endormir les maux qui l'affligent.

SECTION TROISIÈME.

INFLUENCE DE L'AMOUR DE SA PROFESSION ET DES BEAUX-ARTS, SUR L'HOMME EN SANTÉ ET SUR L'HOMME MALADE.

CHAPITRE I.

INFLUENCE DE L'AMOUR DE SA PROFESSION SUR LA SANTÉ DE L'HOMME.

ARTICLE PREMIER.

Considérations générales.

Chaque état a ses inconvéniens, chaque position sociale a ses tribulations qu'elle seule connaît. Toute profession a ses dangers, toute place occupée dans ce monde l'est par un tributaire de la douleur. Le tisserand et le marchand d'habits sont sujets à la phthisie, le doreur et l'étameur de glaces au tremblement mercuriel, l'ouvrier cérusier à la colique de plomb, le fondeur en cuivre aux brûlures des mains et des extrémités inférieures, le jardinier aux déformations des jambes et du tronc, le boulanger aux affections rhumatismales et cutanées, l'homme de lettres aux lésions de la vessie et de l'estomac, et les membres du sacerdoce à une mortalité plus considérable dans les premières années de leur vieillesse. Si les classes laborieuses ont une plus grande tendance à perdre leur santé, les classes oisives ont une plus grande tendance à perdre leur raison. Chacun a son lot : on dédaigne pourtant toujours le sien pour jeter un œil de convoitise sur celui des autres.

On évite souvent ces lésions et ces douleurs que toute profession traîne plus ou moins à sa suite, en observant avec fidélité les règles générales de l'hygiène, et les précautions spéciales qui concernent chaque profession en particulier. Ainsi le marchand d'habits prendra soin de former les sons les plus aigus qu'il prononce, en prenant le fausset, s'il veut ménager ses poumons : le doreur aura recours à un bon préservateur, à l'usage des gants au moment du passage au mat, à une extrême propreté, à la plus fidèle sobriété, à la cessation de travail et au changement d'air, dès l'apparition des premiers symptômes mercuriels, pour préserver sa santé que les circonstances délétères au milieu desquelles il s'occupe menacent incessamment : le fondeur se munira à l'instant du coulage de manchons et d'un tablier mouillés, et fera tenir devant ses jambes une pelle en bois qui le préserve des jets du métal en fusion : le prêtre se vêtira le plus chaudement qu'il lui sera possible, afin de résister heureusement à la fraîcheur des églises qui lui devient funeste dès qu'il atteint l'âge où les forces de la vie commencent à l'abandonner.

ARTICLE II.

Influence de l'amour de la profession sur les professions en général.

Cependant toutes les précautions ci-dessus énoncées sont quelquefois inutiles. La maladie vient en dépit d'elles, et résiste aux soins les mieux combinés. Locataire récalcitrante, nul n'a le droit de la déposséder. La résignation devient la seule vertu du patient, qui ne pouvant obtenir l'anéantissement de ses douleurs, leur cherche du moins un soulagement dans tout ce qui est capable de lui en procurer. Il le trouve ordinairement dans les habitudes qui ont veieilli avec lui, qui se sont asservi, son être et lui causent encore des émotions les plus vives qu'il puisse ressentir; il le trouve dans la satisfaction des penchans dont il est animé.

Le marchand dont le commerce possède les plus chères affections, oublie ses maux au milieu de la foule des acheteurs qui se pressent dans sa boutique. Il se plaint d'une journée passée sans une bonne affaire, comme Titus faisait jadis d'un jour écoulé sans qu'un de ses bienfaits allât soulager son peuple. Ce goût ne s'éteint point chez lui avec l'âge, cette vive satisfaction ne perd jamais pour lui son pouvoir bienfaisant : il en est récréé encore au fort de ses plus violentes souffrances. Perclus, cacochyme, presque aux portes de l'agonie, il se fait encore porter à son comptoir, y préside encore d'une voix éteinte et d'un œil obscurci, à la circulation des denrées et des chalands dont le bruit connu le regaillardit et le console. Illusion utile! Les infirmités de sa vieillesse lui sont moins poignantes : moins morose à l'égard des plus jeunes, il en est moins évité : un isolement cruel ne lui fait pas d'avance un tombeau de la vie : il n'appelle point la mort, elle le surprend.

Le médecin honorablement connu dans sa profession, s'y attache d'autant plus que ses forces s'acheminent vers leur déclin. Lorsque l'âge ne lui permet plus de monter jusqu'aux greniers où le malheur souffre et gémit, lorsque ses propres infirmités lui défendent même de courir rapidement par les rues de la ville, en voiture ou à cheval, il aime encore à consulter dans son cabinet, dernier domaine que les empiètemens de la vieillesse lui ont laissé. Il y rassemble tous les souvenirs visibles de son expérience : entouré de ces objets qui lui rappellent les annales de sa vie, il oublie souvent, en les feuilletant, les conclusions fatales qu'elles renferment. Même sur le lit de douleur dont il ne doit plus se relever, sa porte n'est jamais fermée aux sollicitations d'un client. Il s'occupe encore de l'existence des autres quand la sienne est près de s'échapper; il apprécie encore les qualités d'un pouls étranger, quand lui-même n'en a presque plus; il s'efforce encore de constater les râles qui bruissent dans la poitrine d'un patient, quand le râle de l'agonie va bientôt retentir dans la sienne. Sauver un malade est encore une joie qu'il se sent la force de goûter. Il veut mourir, la face tournée vers l'ennemi. C'est là son dernier bonheur. Ce plaisir a calmé le cri de ses propres maux, ce noble plaisir lui a rendu la mort plus douce.

L'homme qu'une piété véritable inspire, y trouve un soulagement ineffable contre les douleurs que des causes inconnues ou les inconvéniens de sa profession lui ont occasionées. Est-il ministre du Seigneur et profondément pénétré des véritables beautés de la religion qu'il enseigne, souvent les souffrances d'un rhumatisme ambulant qu'il écouterait en tout autre occasion disparaîtront en présence d'une solennité de l'église dont les préparatifs auront demandé toute sa vigilance; quelquefois les épreintes incommodes d'un catarrhe vésical se calmeront chez lui à la lecture sentie d'un sublime passage des Ecritures sacrées; parfois une goutte opiniâtre, qui depuis long-temps se prélasse dans ses articles endoloris, dissimulera sa présence à l'occasion d'un projet de voyage à Rome et d'une visite future au saint-père. Chaque mortel a sa marotte dont il peut faire un caducée; toute profession a son charme utile, sa poésie bienfaisante; il suffit d'en être pénétré, d'en être vivement épris, pour en tirer des douceurs sans nombre.

Mais si elles renferment toutes en elles-mêmes les élémens capables d'alléger les maux qu'elles occasionent ou qu'on y éprouve sans qu'elles en soient coupables, ces élémens n'ont pas toujours la même énergie, tous les hommes ne savent point pareillement y puiser des consolations semblables; ainsi une multitude de plantes fournissent à l'homme civilisé les matières sucrées dont il tempère l'amertume ou la fadeur des mets qui lui sont servis, mais toutes ces plantes n'en présentent ni des quantités égales, ni des qualités équivalentes.

ARTICLE III.

Influence des professions où l'imagination règne sur la santé et les maladies de l'homme.

De toutes les professions, celles où l'imagination règne le plus en souveraine prodiguent peut-être le plus à ceux qui les cultivent un charme consolateur qui s'exhale de leur sein même. Parmi elles les belles-lettres et les beaux-arts se présentent les premiers et ont droit à nos principales attentions.

Quel pouvoir au monde était capable d'apaiser les douleurs qu'Homère a sans doute éprouvées dans le cours de sa vie nomade et misérable, si ce n'était la joie infinie qu'il ressentait sans doute au souvenir de ses propres chants ? Au Camoëns mendiant le soir, par la main de son nègre, au coin des rues d'une factorerie de l'Asie, quel soulagement eût-il été permis d'offrir de plus efficace que la comsition de son poème ? Quand Cervantes s'éteignait sur le grabat d'un hôpital, d'un hôpital d'Espagne au seizième siècle ! le souvenir de son œuvre spirituelle n'était-il pas le baume le plus infaillible qui pût calmer sa souffrance? Tandis que Corneille terminait sa vieillesse au sein d'une indigence fidèle, eut-on pu mieux faire, pour tromper l'amertume de ses pensées, que de lui rappeler les glorieuses soirées du *Cid* et de *Cinna*. Si Corrège mourut de joie à la réception d'une modique somme d'argent que de nos jours un peintre du même ordre sacrifierait en un instant pour un caprice, quelles avaient dû être et sa misère et l'influence antérieure de son génie pour lui en déguiser la laideur !

Quand Pergolèse méconnu et confiné dans un réduit champêtre, exhalait de son âme affligée les chants mélancoliques de son *Stabat*, ses joues pâlies ne se coloraient-elles point des reflets passagers d'une jouissance inconnue à la terre, et n'oubliait-il pas l'indifférence des hommes au sein d'une extase divine? Horace pensait-il souvent à son ophthalmie et à sa gravelle, en composant les odes variées qui ont fait sa gloire? Virgile songeait-il aux disgrâces de la cour d'Auguste, lorsqu'il souhaitait dans ses vers, d'être assis sous l'ombre épaisse des bocages de l'Hémus, et de voir les vierges folâtres danser leurs rondes sur les pentes du Taygète? Combien d'hommes délivrés du tumulte des affaires n'ont pas redemandé aux lettres qu'ils avaient cultivées en des temps plus tranquilles, la paix de leur âme et les joies intimes de leur esprit, disparues depuis long-temps au bruit des armes, ou sous le choc des affaires publiques? Depuis Cicéron et Xénophon, depuis Périclès et Scipion jusqu'aux ministres de nos jours, combien de noms illustres n'ont pas plaintivement soupiré les souhaits qu'ils formaient pour leur retour à la culture paisible des lettres, leurs premières délices? Sans emprunter ces exemples célèbres connus de tous ceux qui ont lu les belles pages de l'antiquité ou des journaux actuels, n'observons-nous pas tous les jours, dans nos relations sociales, et le poète qui rêve la gloire du sein de l'indigence; ne le détrompez point; cette illusion fait son bonheur, le seul qu'il puisse avoir; sans elle il ne pourrait plus vivre : et le peintre qui songe à la fortune avec sa palette pour toute coterie; ne lui dites pas que son habit qu'il a porté trois ans est percé par le coude, que sa mansarde ouverte à tous les vents protège mal sa santé chancelante, que sa poitrine affectée par la misère et un travail assidu, lui refusera bientôt son facile service; dans son idolâtrie pour l'art qu'il préfère, il s'honore de sa pauvreté, il ne s'inquiète point des ouvertures de sa mansarde, il ne s'aperçoit point de la gêne graduelle de sa respiration; ne l'y faites point songer, vous lui raviriez ses plus douces chimères, vous empoisonneriez sa courte existence : et le musicien passionné pour son art qu'il exerce souvent sans l'aveu d'Apollon, qui se rit de la fortune, en écorchant une simphonie célèbre, et dont la fortune se rit à son tour; ne lui faites pas entendre le cri de ses enfans qui demandent du pain, cris mille fois dominés par les frottemens redoublés de l'archet sur un violon piteux qui se plaint aussi à sa manière ; ne lui faites pas voir la maigreur étique de sa femme, à laquelle des flots d'harmonie ne rendront pas ses contours gracieux qui ont disparu sous la misère : ne lui montrez pas dans sa glace brisée l'antre enfoncé qui recèle ses orbites, la saillie sèche et décharnée où sa gaîté brillait jadis d'un incarnat si frais : ne lui parlez pas de son estomac que les jeûnes forcés auxquels il l'a soumis ont rendu d'une irritabilité extrême, ni du léger œdème qui donne à toute la peau de son corps un aspect luisant et une mollesse qui cède et qui ne revient pas sous le doigt qui la presse, œdème dû à la perversion que la nutrition a éprouvée chez lui. Il s'agit bien des grimaces d'un estomac difficile pour un homme qui vient d'exécuter une cavatine de Mozart ; il s'agit bien d'un œdème de peu d'importance pour un virtuose qui expirerait volontiers de bonheur dans un air en *fa bémol* de Pasiello. Est-il atteint d'une fièvre intermittente, les sons d'un violon ami lui rendent bientôt la santé, au rapport de Ramazzini? Est-il en proie au délire le plus violent, au milieu des désordres d'une fièvre putride, un concert donné dans sa chambre, aura le pouvoir de l'apaiser, selon Dodart? Est-il agité sous les convulsions du tétanos, la musique qu'il chérit le délivrera promptement de son mal, d'après un médecin de marine que cite Fournier de Pescay? Est-il déjà aux dernières limites de l'agonie, sans pouls, sans voix, les yeux ternes, la figure presque cadavéreuse, les sons harmonieux d'une harpe le rappelleront graduellement à la vie et à la santé, suivant M. Bourdois de Lamothe? Ainsi pauvre, il méconnaîtra sa pauvreté, malade il sera quelquefois délivré de sa maladie, grâce à l'influence magique de l'art qui le possède, et réveille ses plus vives émotions.

ARTICLE IV.

Influence de l'amour de sa profession sur l'artiste dramatique.

L'artiste dramatique n'a pas moins de passion pour son art et n'éprouve pas de moins bons effets de cet amour filial. Sur la scène, il se jettera le plus gracieusement du monde aux genoux de sa maîtresse, avec le rhumatisme lombaire le mieux caractérisé; les orteils noués par une goutte opiniâtre, il pirouettera de la meilleure grâce au milieu des bruits flatteurs qui vantent sa souplesse : dans son culte pour la vérité scénique, il serrera le plus consciencieusement possible la main du camarade qu'il déteste le plus : les entrailles travaillées d'une colique impitoyable, il filera les sons les plus suaves, aux *bravis* répétés du public idolâtre : tout cela sans efforts, sans malice, car il est lui-même animé de l'animation qu'il excite, car il oublie lui-même avec le spectateur charmé les deux mots de l'énigme qu'ils résolvent également, sans y penser, plaisir, argent, argent, plaisir. Il est même des artistes naturellement valétudinaires qui ne se trouvent mieux que sur la scène, qui ne recouvrent leur énergie vitale que sous l'émotion favorable que la présence des spectateurs opère dans leur économie; il en est d'autres qui passent la soirée la plus maussade quand ils ne jouent pas, qui se mêlent à un chœur discordant, aux convives d'office des noces de théâtre, qui se dévouent à porter une simple lettre, qui s'abaissent jusqu'à remplir pour une fois seulement le rôle colossal de jambe d'éléphant, plutôt que rester oisif dans les coulisses, ou de risquer un accès de mélancolie, en s'obstinant à demeurer chez eux.

Retiré du théâtre, l'artiste qui a bien mérité de son art et qui l'aime encore, s'entoure de tous les objets qui lui en rappellent le doux souvenir. Les tableaux qui décorent sa chambre modeste ou ses appartemens somptueux représentent le plus souvent le maître du logis, au crayon, au pastel, ou à l'huile, dans les différens rôles où il a brillé, ainsi que les acteurs célèbres qui se sont distingués dans son emploi. Son antichambre est fréquemment ornée de quelques bustes antiques mi-blessés par l'injure des siècles, de quelques vases étrusques, ou de quelques curiosités du moyen-âge, selon qu'il est resté fidèle aux anciennes traditions ou qu'il a arboré l'étendard des libertés nouvelles. Sa bibliothèque en majeure partie composée des ouvrages dramatiques qui l'ont occupé durant son activité, ne permet guère à de nouveaux venus un espace commode. Il aime à s'entretenir des rôles où il captivait la foule, des représentations où il parut devant un public composé de rois ou de grands seigneurs; il se plaît à indiquer les difficultés de son art, à formuler les améliorations qu'il réclame, à diriger de sa chambre la conduite du gouvernement à cet égard. Sur un tel sujet il est inépuisable : il y éprouve un plaisir inouï auquel ne résistent, momentanément du moins, ni les quintes de sa toux, ni son incontinence d'urine, ni son rhumatisme articulaire, quand sa vieillesse, payant pour les fautes de son jeune âge, n'offre pas la verdeur qu'elle présente souvent du reste chez ses camarades plus sages ou plus heureux. Il se réjouit surtout d'assister à la représentation des pièces qu'il préfère au théâtre qui retentissait jadis des accens de sa voix. Il y trouve des amis, des souvenirs; cette double rencontre l'émeut et le charme. Était-il attaché à un théâtre où les passions et les ridicules de l'homme se représentent sans l'aide du chant, il préférera souvent ce genre de spectacle pour tromper son ennui ? Desservait-il au contraire une scène livrée au culte de Polymnie, il recherchera plus fréquemment les plaisirs connus qu'il y trouve. Un air du Comte *Ory* facilitera sa digestion; sa migraine disparaîtra à la chanson bachique de Robert; il se pâmera d'aise à la cavatine touchante de *Tancredi*, et rapidement emporté loin du monde réel par l'ivresse musicale qui l'agite, il s'imaginera presque comme Condorcet, séduit aussi lui par une autre ivresse, celle du raisonnement, qu'il n'est pas de terme à la perfection de l'homme, sans songer, celui-ci, au poison qui doit dérober sa tête à la hache révolutionnaire, celui-là, à l'insomnie douloureuse qui l'attend peut-être sur sa couche, et aux humiliations inévitables qui lui seraient réservées, si n'écoutant qu'un juste orgueil, il voulait cesser d'isoler son bonheur. Aimables chimères ! demeurez toujours à ses côtés ; qu'il traverse avec vous les flots qui lui restent avant d'arriver au port !

CHAPITRE DEUXIÈME.

INFLUENCE DES BEAUX-ARTS ET DES BELLES-LETTRES SUR LA SANTÉ DE L'HOMME.

ARTICLE PREMIER.

Influence des beaux-arts.

Les beaux-arts, les lettres, ces créations de la divinité même, comtemporaines de l'homme sur la terre et dont il ne déplorera jamais l'inconstance, ont un charme que toutes les créatures comprennent, chacune selon ses habitudes et son organisation. Aucune n'y est insensible, pas même le rustre grossier, pas même le sauvage. Il n'est nullement besoin d'y être entièrement adonné pour y goûter une volupté infinie. Sur les plages sablonneuses de la dernière île que l'avidité des Européens leur avait laissée, au sifflement de la brise et au bruit monotone des vagues, si les Caraïbes demeuraient indifférens aux accords tendres et mélodieux qui s'exhalaient d'un concert que, dans leur ingénieuse curiosité, leurs habiles oppresseurs s'amusèrent à leur donner, ces mêmes Caraïbes s'animaient bientôt et trahissaient facilement l'émotion qui les agitait, dès que ce concert faisait succéder aux chants précédens, *l'Air des Sauvages*, dû à l'immortel Rameau. Il y avait là un mouvement et une discordance savante qui les saisissaient. Les habitans grossiers de la terre de Van-Diémen, soumis à une épreuve musicale du même genre ne manifestaient de plaisir qu'en entendant la *Marseillaise*, exécutée à grand orchestre. Cette hymne énergique excitait seule leur émotion paresseuse : ils s'agitaient et gesticulaient alors; la satisfaction naïve dont ils étaient alors possédés s'exprimait par les gloussemens accoutumés qui révèlent leurs joies.

Nous connaissons une dame du plus haut mérite sur laquelle les sons de la harpe ont un effet particulier. Pour peu que cet instrument soit habilement touché en sa présence, il lui est impossible de retenir ses larmes. L'émotion qu'elle éprouve alors active chez elle la sécration de ce fluide. Il en est une autre de notre connaissance qui n'est point maîtresse de l'éréthisme nerveux où la plonge le son du cor. A cette harmonie qui la captive, tout son être frémit, son cœur tressaille d'abord, puis précipite ses battemens, sa circulation s'accélère, ses joues se colorent, une chaleur humide se répand sur ses yeux, ses glandes lacrymales et ses glandes de Cooper redoublent l'activité de leur fonction, sa voix s'altère ou s'éteint, une ivresse générale la ravit tout entière; l'amour n'aurait pas mieux fait. Revenue à elle-même, elle rougit n'ose lever les yeux, tremble qu'on ait remarqué son extase, et jure ses grands dieux qu'elle ne s'exposera plus à entendre le son du cor, qui se trouve presque toujours, en dépit d'elle, dans les concerts qu'elle aime à fréquenter.

Nous avons donné nos soins à l'un des plus aimables vieillards dont la grâce du caractère ait pu échapper aux rides de l'âge. Affligé d'un asthme opiniâtre, triste cadeau de sa vieillesse, il n'en éprouvait un peu de relâche qu'au Musée du Luxembourg, en présence de la Didon de Guérin. Il se faisait placer, les jours d'entrées particulières devant cette scène charmante. On voyait insensiblement le sourire desserrer ses lèvres; son regard, plus animé, parcourait alternativement les suaves contours de ces deux femmes enchanteresses: sa physionomie revêtait tour à tour une molle langueur ou bien une piquante malice, ou bien une curiosité naïve, selon qu'il contemplait ou la malheureuse reine de Carthage, ou le faux Ascagne, ou la bonne et innocente Anna; il imitait, en souriant, sur ses doigts décharnés, le doux glissement de l'anneau de Sichée du doigt fasciné de Didon, qui ne s'aperçoit point, hélas! que l'anneau lui manque. A ce moment plein d'une ineffable poésie, notre vieillard se levait, gesticulait, poussait de douces exclamations, sa respiration n'éprouvait plus aucune gêne, son asthme était à cent lieues, il avait recouvré ses vingt-cinq ans. Heureux vieillard! tu trouvais dans ton organisation même l'allègement de tes souffrances !

ARTICLE II.

Influence des belles-lettres.

Si les beaux-arts présentent avec orgueil dans les fastes de leur histoire, les exemples sans nombre des bienfaits qu'ils prodiguent aux douleurs de l'homme, les lettres, pour être moins à la portée de la foule, ne procurent pas moins aux âmes choisies qui les cultivent une source inépuisable de douceurs contre les maux du corps et de résignation pour supporter les peines du cœur. Ici, c'est une mélancolie opiniâtre qui se dissipe à une représentation comique, ce sont les ennuis de la cécité que l'on oublie en cultivant ingénieusement une science choisie, c'est une hémicranie sans pitié qui disparaît après une représentation de *Mérope* : là, ce sont des chagrins domestiques dont on va perdre le souvenir au milieu d'une solitude consacrée uniquement aux lettres, ce sont les vanités du siècle dont on se dépouille au contact des écrivains illustres, c'est une vie agitée que l'on vient reposer dans le temple des Muses. Les lettres épurent toujours l'avenir de l'homme et le consolent souvent de son passé.

Il y a dans la vie des jours où l'âme respire avec peine sous le poids lourd et monotone de l'atmosphère sociale qui la presse : son ciel est chargé d'une brume obscure ne livrant à ses regards que les rayons rougeâtres du soleil, si pur et si beau pour d'autres yeux : il lui semble que toute la nature désolée comme elle, gémit de son chagrin et se revêt de son deuil; un rien l'attriste, un rien l'irrite; elle a besoin d'un malheur qui se plaigne avec le sien, elle a besoin d'une illusion douloureuse qui la console; c'est alors, oh! c'est bien alors qu'un livre dont les pensées et le style sont en harmonie avec l'éloquente langueur qui la consume, lui révèle en foule des voluptés inconnues! Comme ces pages chéries sont mélancoliquement parcourues! comme chaque phrase, chaque mot, recèle un charme qu'on ne lui avait pas jusqu'alors soupçonné ! Que de beautés s'y dévoilent que les yeux de la joie n'ont jamais vues ! que les pleurs versés alors ont de magie ! Que l'ineffable tristesse dont votre être tout entier est alors endolori, ressemble au bonheur, si l'homme attaché à sa poursuite en possède un signalemet fidèle capable de lui en révéler la présence ! Rigueurs du sort, injustice sociale, blessures continuelles de l'amour-propre, tout se pardonne, tout se cicatrise, quand une voix si douce en fait oublier l'injure, quand une main si charmante en panse elle-même la plaie saignante. Rien ne résiste aux charmes des lettres, et l'on peut nous en croire sur notre foi, pas même les élans d'un noble orgueil injustement ravalé, pas même les saintes indignations du cœur.

ARTICLE III.

Résumé.

Aimez donc les belles-lettres, aimez donc

les beaux-arts vous à qui le ciel propice permet d'en jouir ! Aimez-les, riches, pour tromper les tentations de votre oisiveté; aimez-les, gens qui possédez une aisance honorable, car c'est à vous qu'ils réservent leurs faveurs les plus chères; aimez-les, pauvres, pour négliger la mémoire de votre infortune et retenir la malédiction prête à s'échapper de vos bouches. Aimez-les, qui que vous soyez, prêtres, avocats, médecins, porteurs de simarre ou d'étole, de crosse, de masse ou d'épée, car c'est en eux seuls que vous trouverez, quand les autres secours vous auront failli, le baume mystérieux qui fait taire les souffrances du corps, en calmant les ennuis de l'âme. Aimez-les surtout, artistes dramatiques, vous dont ils composent la fortune et dont ils garantissent l'indépendance : en eux vous puiserez l'attache au foyer domestique, l'habitude des plaisirs délicats qui fortifient le corps, en égayant l'esprit; par eux vous oublierez et les tourmentes de la scène et les caprices bizarres de la foule, contempteur jaloux de l'idole qu'elle vient d'encenser.

Après les belles-lettres et les beaux-arts, aimez vos professions respectives, vous qui faites partie de ceux qui en possèdent une. Ayez un but dans la vie; poursuivez-le avec prudence, avec ardeur, et n'en déviez point pour des préoccupations futiles. L'habitude fortifiée par les succès que vous y obtiendrez changera pour vous en besoin, en plaisir, les fatigues les plus rudes et les devoirs les plus arides. Mais, les yeux fixés seulement sur le but auquel vous aspirez, ne perdez point de vue les moyens qui vous y conduisent. Ne sacrifiez point à l'incertitude de l'avenir la prudence que vous devez au présent. Sachez unir les précautions salutaires que réclame votre bien-être actuel à la vigilance anticipée qu'exigent pareillement de vous vos jours futurs. Ménagez votre haleine et vos forces.

Éviter d'abord les causes morbides s'il est possible, employer à cet effet les secours de la science, des lettres, des arts et de l'amour de sa profession ; le mal une fois opéré, mettre de nouveau à contribution, pour y remédier ou pour en corriger l'amertume, les mêmes moyens ou les mêmes consolations ; ce sont là les ressources que l'hygiène indique, c'est là la marche qu'elle prescrit de suivre. Les passions, les penchans, les besoins et la santé qui en est la résultante harmonique, sont tous solidaires les uns des autres. Rien n'est à négliger dans cet ensemble, nulle manifestation n'y est méprisable, tout y a ses lois, sa place à l'avance fixée. Malheureux qui les méconnait, insensé qui veut les enfreindre ! !

CONCLUSION.

Il serait peu de professions plus inoffensives que celle de l'artiste dramatique, s'il y était entouré de quelques précautions désirables.

Ces précautions sont de deux ordres distincts. Les unes regardent l'administration du théâtre, les autres regardent les acteur eux-mêmes.

Parmi les premières se rangent la position du théâtre relativement aux demeures voisines, la propreté qui doit régner dans les cours et les couloirs, la bonne tenue des fosses d'aisance, la ventilation de la salle, de la scène et des coulisses et des loges, enfin le chauffage régulier et modéré de ces différens départemens.

Les derniers comprennent l'attention que l'artiste doit mettre à éviter le contact de l'air froid, soit sur la scène, soit dans les coulisses, soit dans sa loge, soit dans la rue, lorsque sa peau est inondée de sueur et que l'excitation qui l'a occasionée ne dure plus depuis quelque temps ; le soin qui doit présider dans le choix qu'il fait des vêtemens immédiats qui sont placés sous ses costumes apparens, selon la saison, son âge, sa santé et son sexe, selon que ses rôles doivent exciter plus ou moins son système nerveux : la prudence qui doit régner dans son alimentation et dans sa boisson dont la qualité doit être nutritive et peu excitante, dont la quantité doit être modérée, et les heures d'ingestion assorties aux heures des représentations ou des études fatigantes, de manière que l'acteur déclame ou chante le moins possible pendant le premier période du travail de sa digestion ; la sollicitude avec laquelle il doit veiller sur le jeu de ses organes, de telle sorte que sa voix fournisse la carrière exigée, sans se lasser, et que l'expression des passions ait convenablement lieu sans un développement considérable de forces, double avantage qu'il obtiendra par l'étude graduée des difficultés de son art; la vigilance qu'il doit déployer à éloigner de lui les passions exagérées qui peuvent altérer son talent et sa santé, et son caractère : enfin la noble ardeur dont il doit être animé pour combattre, à l'aide de sa conduite et de ses capacités, le préjugé qui veut en vain le flétrir.

Mais deux conditions dominent tous ces résultats et sont de la dernière importance pour la mise en pratique de ces diverses précautions reconnues salutaires, ce sont l'aisance et la conduite dans les administrations théâtrales comme chez les acteurs en particulier. Sans l'aisance et la conduite aucune amélioration n'est possible. Comment une administration pauvre, soit en raison de la modicité de ses recettes, soit en raison du désordre qui règne dans leur répartition, s'y prendra-t-elle pour placer le théâtre au milieu des bonnes conditions hygiéniques, que nous avons signalées? Quel sera le grand avantage pour la santé de l'artiste qu'il soit maître d'une fortune indépendante, si son inconduite lui attire des maux sans nombre? Quels sont d'un autre côté les résultats positifs de la bonne conduite, si la misère et les privations qui l'accompagnent les contrarient ou les détruisent. Que sera-ce enfin, si l'inconduite s'ajoute à la misère, son alliée? La misère, cette affreuse maladie, selon l'expression de Montesquieu, quelle soit la suite de la pénurie des grains ou bien de la folie des dépenses, la misère est le plus opiniâtre adversaire de l'hygiène. Elle en paralyse tous les conseils.

Elle accroît le nombre des naissances, accroissement, qui, dans le pays où les subsistances sont bornées, augmente le dénûment des parens, nuit aux enfans eux-mêmes, a tel point que M. D'Ivernois a établi que plus il naissait d'enfans, moins on en conservait. C'est ainsi que dans les États Russo-Grecs il nait un enfant sur moins de vingt-deux habitans, tandis qu'en France, à l'époque actuelle, il n'en naît qu'un sur trente-trois individus; mais aussi chez ces premières nations il meurt une personne sur vingt-cinq habitans, tandis que chez la dernière, il n'en meurt qu'une sur quarante. La société y a donc cet avantage qu'elle se compose d'un plus grand nombre de membres capables de lui être utiles. Ce fait est encore plus remarquable en Angleterre où le confortable de la vie est mieux entendu que parmi nous.

La misère augmente le nombre des maladies. Cette proposition a-t-elle besoin de preuves? n'éveille-t-elle pas aussitôt dans l'esprit le souvenir de mille faits qui l'appuient? Avons-nous besoin de dire qu'en Écosse une association de tisserands, composée de onze cent quinze membres, a compté vingt-trois mille huit cents journées de maladies en une seule année, tandis qu'une société d'ouvriers bijoutiers, dont la journée de travail *se paie bien plus que celle des tisserands*, composée de deux mille sept cent quarante-sept individus, n'a eu que dix-sept mille six cent soixante-quinze journées de maladies ; en sorte que les tisserands ont essuyé l'un dans l'autre, plus de trois fois autant de maladies que les ouvriers bijoutiers? Importe-t-il d'ajouter que, dans le département de haut Rhin, où l'on rencontre de tous côtés des filatures de coton, des tissages ou d'autres manufactures, que les fileurs, qui gagnent de meilleurs salaires que les tisserands, et qui travaillent dans des ateliers plus salubres, sont bien moins souvent malades que ces derniers?

La misère diminue en outre les chances d'existence. Qui ne sait que la vie moyenne des peuples civilisés de l'Europe a, en général, augmenté dans le siècle où nous sommes, sous l'influence d'une hygiène mieux observée ? Cette amélioration varie pourtant d'un pays à un autre, selon les degrés differentiels de cette misère. C'est ainsi que sur mille individus de vingt et un ans, deux cent trente-six vivent encore à soixante-dix ans en France, tandis qu'il en vit encore *trois cent trente-six* en Angleterre, c'est-à-dire, près d'un tiers de plus.

La misère accroît enfin la mortalité d'une manière effrayante, soit chez l'enfant, soit chez l'homme adulte. Interrogez M. Villermé, il vous apprendra qu'il y a des rues de Paris, à certaines époques, dans lesquelles sur dix enfans naissans, il en meurt neuf au bout de la première année tandis qu'il éxiste en Normandie des lieux favorisés, où sur le même nombre de naissances on ne compte qu'un mort, à la fin du même laps du temps : Il vous dira, que dans les dix premières années de la vie, la proportion des morts (à domicile) a été, eu égard au nombre total des décés de tous les âges ensemble, presque double dans la rue Mouffetard de ce qu'il a été dans les rues du faubourg Saint-Honoré et du Roule : il vous apprendra que la mortalité, dans les divers arrondissemens de Paris est, en général en raison inverse de l'aisance de leurs habitans et que, tandis que, dans les quatre premiers arrondissemens, la mortalité annuelle est d'un individu sur soixante-six et un cinquième, cette même mortalité est, dans les dixième, neuvième, huitième et douzième arrondissemens, d'un individu sur quarante-sept et un vingt-cinquième, c'est-à-dire un tiers plus fort. « C'est en présence de tous ces renseignemens, si nombreux, si positifs, si unanimes, s'écriera-t-il, que l'on comprendra que la santé des pauvres est toujours précaire, leur taille moins développée, et leur mortalité excessive, en comparaison du développement du corps, de la santé et de la mortalité des gens mieux traités de la fortune. » Consultez M. Bénoiston de Châteauneuf, il vous prouvera que, depuis l'âge adulte jusqu'à la vieillesse, il meurt moitié plus de pauvres que de riches : que ceux-ci sont toujours en-deça de la mortalité commune, tandisque ceux-là en sont constamment au-delà, à peu près dans les mêmes proportions.

Rappellerons-nous enfin que l'indigence abrutit l'intelligence, flétrit le cœur et ravale l'âme de celui qui y est depuis long-temps soumis ? Quelles humiliations ne fait-elle pas souffrir, quel amour propre ne blesse-t-elle pas, quel désespoir ne cause-t-elle pas, lorsqu'on y a été subitement précipité ? Elle ronge alors l'esprit et le corps, de la même dent; seule humanité qu'elle puisse avoir. Absolue, et surtout relative soit à des espérances trompées, soit à des jouissances évanouies, elle altère la raison de l'homme et le pousse à des égaremens inouïs; elle recrute merveilleusement pour les hospices d'aliénés et pour les tombes qui s'ouvrent sans le congé de la nature. Sous les dénominations diverses de revers de fortune, d'évènemens politiques, d'ambition déçue, d'effet du froid, de misère, de chagrins domestiques, Bicètre, de 1815 à 1820 a renfermé 787 aliénés auxquels l'indigence, sous ses diverses formes, avait enlevé la raison; Charenton, fourni de pensionnaires en général plus favorisés de la fortune que ceux de Bicètre, a de 1826 à 1833, ouvert ses portes à 356 malheureux pour les mêmes causes; enfin, de 1794 à 1823, la

Seine, les promenades ombreuses qui environnent la capitale, ses mansardes et ses palais où tant d'angoisses n'ont pour témoins que des murailles froides et muettes, ont vu 2077 suicides s'exécuter sans bruit, indifférens pour la foule qui se ruait dans les sentiers de la vie, chacun y voulant sa place. Peut-on supputer ces aliénés pour lesquels on cherche un asile dans les établissemens particuliers? Est-il permis de connaître le nombre de ces misères respectables, qui s'éteignent d'inanition, qui se consument lentement au milieu du plus affreux dénûment, et conservent jusqu'au bout le mystère de leur infortune, dernier trait de pudeur à leur dernier soupir? La tâche serait vaine, il y aurait dans ces recherches une cruauté dont nous ne nous sentons point capable.

Puisque tels sont les résultats directs de la misère et de l'inconduite, et qu'avec elles l'artiste est dans la plus complète impossibilité de s'entourer avantageusement des circonstances hygiéniques que réclame sa santé, il importe donc de penser sérieusement à écarter ces deux grandes causes générales. Pour obvier à la misère les moyens sont de trois sortes : c'est d'abord de protéger le développement de l'art, le Pouvoir, par les primes qu'il accorderait avec discernement, le public, par les faveurs qu'il dispenserait à la réinstallation du bon goût sur la scène ; c'est de proportionner, s'il est possible, le nombre des acteurs à la quantité des recettes, d'où découleront le bien-être des administrations, celui des artistes et la résurrection de la dignité de l'art; c'est ensuite, à défaut de ce premier procédé, l'établissement de caisses de prévoyance dans lesquelles chaque artiste portera périodiquement sa cotisation, limitée par une convention, et desquelles l'administration de l'établissement tirera les secours dont il pourra avoir besoin, lorsqu'il en aura fait la demande et prouvé son état de pénurie ou son impossibilité de s'employer : c'est enfin le déploiement de l'activité et du zèle nécessaires pour bien mériter dans la profession de l'art dramatique, et occuper des emplois difficiles et convenablement rétribués. Pour obvier aux conséquences de l'inconduite, l'aisance et l'étude sont les principaux secours : viennent ensuite et l'instinct de céder à propos à la manifestation des exigences de la nature, et le soin de faire contrebalancer autant que possible la tendance d'un penchant par une inclination différente.

Tel est le résumé succint des matières qui ont tour à tour été développées dans le cours de ces deux volumes; telles sont les bases sur lesquelles est assise la santé de l'artiste dramatique. Nous avons fait tout ce qui dépendait de nous pour les rendre solides, c'est à lui maintenant qu'il appartient d'achever notre ouvrage.

FIN DU DEUXIÈME ET DERNIER VOLUME.

TABLE
DES MATIÈRES
CONTENUES
DANS LE PREMIER VOLUME.

Dédicace. page v
Avant-propos. I
Exposition. 27

LIVRE PREMIER.

Influence des causes extérieures physiques.

SECTION PREMIÈRE.

Influence de l'air atmosphérique.

CHAPITRE PREMIER.

De la température.

Art. I Considérations générales. 41
Art. 2 Applications à la santé de l'artiste dramatique. 48
Art. 3. Observation d'un acteur de New-York, mort d'une phthisie contractée au théâtre.

Art. 4. Observation d'une jeune actrice morte d'une pleurésie contractée au théâtre. 56

CHAPITRE DEUXIÈME.

Influence de l'obscurité et de l'humidité.

Art. 1. Description de leurs effets sur la santé de l'homme. 60

Art. 2. Considérations scientifiques à ce sujet. 64

Art. 3. Application des données précédentes à la salubrité des théâtres et à la santé des artistes. 65

Art. 4. Observation d'un régisseur affecté d'enflure générale, par suite de l'habitation d'un lieu humide, et guéri par les seuls moyens hygiéniques. 73

CHAPITRE TROISIÈME.

Influence des vents et des émanations délétères.

Art. 1. Précautions à prendre contre les vents. 77

Art. 2. Précautions à prendre à l'égard des ateliers. 79

Art. 3. Précautions à prendre à l'égard des endroits marécageux. 80

Art. 4. Précautions à prendre contre les vases d'un port, etc. 83
Art. 5. Causes d'insalubrité prenant naissance dans le théâtre lui-même. 86
Art. 6. Importance du rapport entre le volume d'air contenu dans la salle et les puissances vocales de l'artiste. 90

SECTION DEUXIÈME.

Influence des causes extérieures appliquées sur l'homme.

CHAPITRE UNIQUE.

Des vêtemens.

Art. 1. Considérations générales sur les vêtemens. 95
Art. 2. Applications. 98
Art. 3. De la mise en ville de l'artiste et de son vêtement immédiat. 100
Art. 4. Des cravates et des corsets. 104
Art. 5. De la couleur des habits de théâtre. 105
Art. 6. Des tissus différens dont les habits de théâtre sont faits. 106
Art. 7. De la forme des costumes. 109
Art. 8. Différences dans la salubrité des costumes des diverses époques et des différens peuples. 112

Art. 9. Conseils relatifs au vêtement immédiat, eu égard à la forme des costumes. 115

Art. 10. Considérations sur les vêtemens de théâtre des artistes du ballet. 116

Art. 11. Considérations sur l'éréthisme nerveux auquel sont soumis la plupart des acteurs, etc. 118

SECTION TROISIÈME.

Des causes extérieures introduites dans l'économie.

CHAPITRE PREMIER.

Des alimens.

Art. 1. Considérations générales sur les alimens : de leurs qualités physiques. 121

Art. 2. De leur influence sur le tube digestif, etc. 123

Art. 3. De leur influence selon la constitution, le sexe, etc. 126

Art. 4. De leur influence selon les climats et les saisons. 127

Art. 5. De leur influence selon l'heure des repas. 129

Art. 6. Importance des sentimens doux et gais durant les repas. 131

Art. 7. De la boisson pendant le repas. 134

Art. 8 Dangers de la trop grande quantité d'alimens. 135
Art. 9 Dangers d'une alimentation insuffisante. 136
Art. 10 Influence de l'alimentation sur le moral de l'homme. 146
Art. 11 Applications à l'artiste dramatique. 150
Art. 12 Substances alimentaires que l'artiste fera bien d'éviter. 153
Art. 13 Heures des repas de l'artiste. 156

CHAPITRE DEUXIÈME.

Des boissons.

Art. 1. Considérations générales. 160
Art. 2. De l'eau, des caractères de l'eau potable. 164
Art. 3. Des différentes boissons que fournit le règne végétal. 168
Art. 4. Du café. 168
Art. 5. Du thé. 172
Art. 6. Des liqueurs alcooliques. 173
Art. 7. Effets des liqueurs alcooliques sur le tube digestif, etc. 174
Art. 8. Varier les boissons selon les climats et les saisons, etc. 178
Art. 9. Applications à l'artiste dramatique. 181

LIVRE SECOND.

Influence de l'exercice de l'art dramatique sur les fonctions de l'économie.

SECTION PREMIÈRE.

Influence sur les fonctions externes.

CHAPITRE PREMIER.

Des mouvemens que l'artiste exécute pendant les jeux scéniques.

Art. 1.	Considérations générales sur les mouvemens nécessaires dans les diverses professions, etc.	187
Art. 2.	Mouvemens de la face.	190
Art. 3.	Mouvemens des extrémités supérieures.	195
Art. 4.	Mouvemens des extrémités inférieures.	197
Art. 5.	Mouvemens composés et mouvemens énergiques.	199
Art. 6.	Considérations applicables aux danseurs purs.	204
Art. 7.	Dangers que font courir à l'artiste les machines et les décorations, etc.	206

CHAPITRE DEUXIÈME.

De la voix.

Art. 1.	Considérations générales sur la voix.	208

Art. 2. Charme d'une belle voix. 216
Art. 3. Pouvoir d'un bel organe sur la scène. 221
Art. 4. Inconvéniens de la déclamation et du chant sur les organes contenus dans la poitrine. 225
Art. 5. Inconvéniens de la déclamation et du chant sur les organes abdominaux. 234
Art. 6. Influence heureuse de l'exercice modéré et prudent de la déclamation et du chant sur la santé. 237
Art. 7. Causes qui agissent défavorablement sur la voix. 242
Art. 8. Causes qui agissent favorablement sur la voix. 246
Art. 9. Moyens hygiéniques de conserver la voix. 250
Art. 10. Anecdote sur Garrick. 254
Art. 11. Moyens artistiques de conserver la voix. 255
Art. 12. Anecdote sur Talma. 258
Art. 13. Moyens artistiques de réparer le désavantage d'une voix désagréable. 260

SECTION DEUXIÈME.

Influence sur les fonctions internes.

CHAPITRE PREMIER.

De l'expression des passions.

Art. 1. Préceptes généraux. 265

Art. 2. Passions agissant par les mouvemens fonctionnels que détermine leur expression. 267

Art. 3. Passions agissant par l'impression qu'elles opèrent sur l'artiste. 278

Art. 4. Préceptes hygiéniques relatifs aux résultats de l'expression des passions. 280

Art. 5. Préceptes hygiéniques relatifs aux résultats de l'impression des passions. 283

CHAPITRE DEUXIÈME.

De l'émotion.

Art. 1. Des différentes sortes d'émotion. 287

Art. 2. Professions sujettes à l'émotion, etc. 294

Art. 3. Divers effets de l'émotion. 297

Art. 4. Mauvais présage d'une absence complète d'émotion au début de l'artiste. 299

Art. 5. Moyens artistiques de dominer l'émotion. 300

Art. 6. Moyens hygiéniques et thérapeutiques de remédier aux effets de l'émotion. 303

TABLE
DES MATIÈRES
CONTENUES
DANS LE SECOND VOLUME.

LIVRE TROISIÈME.

Influence des travaux intellectuels que réclame l'art dramatique.

CHAPITRE UNIQUE.

Art. 1. Importance des travaux de ce genre pour la perfection de l'art. 3
Art. 2. Dangers de l'étude trop prolongée. 7
Art. 3. Conseils hygiéniques. 9

LIVRE QUATRIÈME.

Influences morales.

SECTION PREMIÈRE.

Influences morales naturelles dont le développement

est favorisé par l'art dramatique, c'est-à-dire passions.

CHAPITRE PREMIER.

De l'amour.

Art. 1. Distinction entre les différentes sortes d'amour. 19

Art. 2. Influence de l'amour raisonnable sur l'artiste dramatique. 24

Art. 3. Influence de l'amour déraisonnable sur la voix de l'artiste. 30

1° Observation d'une actrice. 32

2° Observation d'un acteur chez lequel le traitement a été suivi de guérison. 34

3° Observation tirée de la vie de Larive. 37

Art. 4. Influence de l'amour déraisonnable sur la mémoire et sur l'imagination. 38

4° Observation d'un jeune homme, élève en déclamation. 41

5° Observation d'une actrice habile. 42

Art. 5. Influence sur la santé. 44

6° Anecdote. 56

Art. 6. Influence sur l'aptitude et le temps nécessaire pour l'étude. 58

Art. 7. Influence sur l'énergie de la volonté et sur l'amour-propre. 61

Art. 8. Influence sur l'être moral de l'artiste dramatique. 63
7° Observation. — Hist. de M. X***. 68
Art. 9. Moyens de prévenir les excès de l'amour. 77
Art. 10. Moyens de prévenir les résultats de ces excès. 80
Art. 11. Moyens de remédier aux conséquences de ces excès. 84
Art. 12. Conclusion. 92

CHAPITRE DEUXIÈME.

De la passion du vin.

Art. 1. Considérations générales. 95
Art. 2. Influence sur la santé. 98
Art. 3. Influence sur la santé en général. 100
8° Observation de M. Y***. 101
Art. 4. Influence sur la voix et le jeu de l'artiste. 109
9° Observation d'un artiste de province. 110
Art. 5. Influence sur la mémoire et sur l'imagination de l'artiste. 112
10° Observation d'une actrice de New-York. 114
Art. 6. Influence sur la dignité sociale. 116
11° Observation d'un ancien acteur de la capitale. 117
Art. 7. Moyens de prévenir les excès du vin. 118

Art. 8. Moyens pour abréger la durée de l'ivresse. 123
Art. 9. Moyens de remédier aux résultats de l'ivresse. 125
Art. 10. Réfutation de diverses opinions populaires. 128
Art. 11. Conclusion. 132

CHAPITRE TROISIÈME.

De la passion du jeu.

Art. 1. Considérations générales. 13
Art. 2. Influence sur la santé. 142
12° Observation de M. C***. 145
Art. 3. Influence sur le talent. 149
13° Observation d'un artiste de province. 150
Art. 4. Influence sur le caractère. 152
Art. 5. Influence sur la fortune. 158
Art. 6. Influence sur la dignité morale. 161
14° Observation : Histoire de M. D***. 161
Art. 7. Conseils hygiéniques et moraux sur le jeu. 164
Art. 8. Conclusion. 167

CHAPITRE QUATRIÈME.

De la jalousie.

Art. 1. Considérations générales. 171

Art. 2. Causes de la jalousie chez les artistes dramatiques. 173
Art. 3. Effets de cette jalousie. 177
15o Observation d'un artiste de New-York. 180
Art. 4. Conclusion. 184

SECTION DEUXIÈME.

Influences morales sociales.

CHAPITRE UNIQUE.

Du préjugé.

Art. 1. Action du préjugé sur les professions. 189
Art. 2. Action du préjugé sur les beaux-arts. 195
Art. 3. Action sur la profession dramatique. 197
Art. 4. Causes qui ont fait naître et qui ont entretenu le préjugé. 198
Art. 5. Effets du préjugé sur l'art dramatique et sur les artistes. 200
Art. 6. Effets de l'absence ou de la diminution de ce préjugé, sans une excitation élevée qui lui succède. 214
Art. 7. Des moyens de relever l'art dramatique et d'assurer aux artistes qui s'y livrent une position favorable au développement de leurs facultés, selon les lois de l'hygiène. 221

SECTION TROISIÈME.

Influence de l'amour de sa profession et des beaux-arts, sur l'homme en santé et sur l'homme malade.

CHAPITRE PREMIER.

Influence de l'amour de sa profession sur la santé de l'homme.

Art. 1. Considérations générales. 233

Art. 2. Influence de l'amour de la profession sur les professions en général. 235

Art. 3. Influence des professions où l'imagination règne, sur la santé et les maladies de l'homme. 240

Art. 4. Influence de l'amour de sa profession sur l'artiste dramatique. 246

CHAPITRE DEUXIÈME.

Influence des beaux-arts et des belles-lettres sur la santé de l'homme.

Art. 1. Influence des beaux-arts. 251

Art. 2. Influence des belles-lettres. 255

Art. 3. Résumé. 257

CONCLUSION. 261

TABLE ALPHABÉTIQUE

DES PRINCIPALES

Expressions Scientifiques

EMPLOYÉES

DANS CET OUVRAGE.

ABDOMEN. — Vulgairement ventre.

ARTICLES. — Articulations, jointures.

ASSIMILATION — Action de se rendre propres les qualités d'un autre corps.

CARIE. — C'est une maladie des os dans laquelle la substance osseuse se décompose. — C'est aussi une maladie du blé, par suite de laquelle le grain a une odeur infecte, et n'est plus propre à l'alimentation.

CONTRACTIONS. — On appelle ainsi l'acte par lequel les différentes parties d'un corps se rapprochent les unes des autres : un muscle se contracte lorsque ses deux extrémités se rapprochent par suite de l'influence des nerfs qui l'animent.

DONNÉE. — On appelle ainsi, scientifiquement parlant, une chose ou une idée prouvée ou regardée comme telle.

ÉLABORER. — Faire éprouver à un corps les changemens qu'il doit subir, pour qu'une fonction soit ensuite accomplie : l'estomac *élabore* les alimens qui doivent servir à la nutrition de l'individu.

ÉRÉTHISME. — C'est l'exaltation d'un organe dans la fonction qu'il accomplit.

ERGOT. — C'est une maladie du seigle, qui le rend impropre à la nourriture des animaux et de l'homme.

FLUIDE PERSPIRATOIRE. — Sueur très légère.

GAZ. — On appelle ainsi un corps aériforme, c'est-à-dire qui ressemble à l'air atmosphérique.

GYMNASTIQUE (la). — C'est l'art de fortifier le corps à l'aide des exercices musculaires.

HYGIÈNE. — Branche des sciences médicales qui traite de l'art de conserver la santé, par la connaissance des lois de l'organisation et de l'insalubrité des causes étrangères à cette même organisation.

HYGROMÈTRE. — C'est l'instrument inventé pour mesurer la quantité d'humidité dont un corps est imprégné.

HYGROMÉTRIE. — C'est l'état d'un corps imprégné d'humidité.

LARYNX. — Tube cartilagineux, évasé par le haut, situé à la partie antérieure et supérieure du col, recouvert par la peau, quelques chairs, etc.; et dans lequel la voix se forme principalement.

MALLÉOLES. — Chevilles du pied.

MÉDICATION. — Traitement suivi et raisonné.

MODIFICATION. — On appelle ainsi un changement d'état, d'apparence, de position ou de fonction etc.

MUSCLES. — C'est la réunion de plusieurs fibres charnues. — Les muscles, vulgairement, les chairs.

NUTRITION. — Acte par lequel un organe se développe ou s'entretien en recevant des matériaux nutritifs.

ORGANISME. — C'est l'ensemble des organes qui composent un être, un homme, etc.

PLÉTHORE. — Plénitude, surabondance dans une fonction, dans un système, etc.

SÉCRÉTION. — Acte par lequel un organe extrait du sang un autre corps : la salive est une secrétion, l'urine est aussi une secrétion, etc.

SURMENÉ (animal). — Animal qu'on a trop fatigué.

SUBSTANCES OLÉAGINEUSES. — Corps dont on peut extraire une huile quelconque.

SYSTÈME. — Anatomiquement parlant, c'est l'ensemble des organes qui concourent à un même but : ainsi on dit système circulatoire pour l'ensemble des organes qui servent à la circulation, tel que le cœur, les artères, les veines, etc.

TUBE DIGESTIF. — C'est l'ensemble des différens conduits qui servent à la digestion, tel que l'œsophage, l'estomac et les intestins, etc.

TABLE ANALYTIQUE
ET RAISONNÉE
DES MATIÈRES
CONTENUES
DANS CET OUVRAGE.

A.

ABSTINENCE. Soit volontaire, soit forcée, nuit à l'énergie de la voix, t. 1, p. 243.
— A celle du talent, t. 1, p. 151.

ADOLESCENCE. Ne pas fatiguer la voix à cette époque de la vie, t. 1, p. 233.
— Effets des abus de l'amour sur l'adolescence, t. 2, p. 41.

AGE MUR. Résiste plus facilement aux fatigues vocales, t. 1, p. 229.

AGES. Plus grande sensibilité de l'enfant et du vieillard aux agens extérieurs, et par conséquent nécessité de vêtemens plus chauds, pour ces deux âges de la vie, t. 1, p. 101, 102.

Air. Les effets de ses températures, t. 1, p. 41, etc.
— Les effets de son humidité, t. 1, p. 60, etc.
— Les effets de son impureté, t. 1, p. 77, etc.
— Moyens de remédier aux inconvéniens causés par les diverses températures, t. 1, p. 48, etc.
— Moyens de remédier aux inconvéniens causés par l'humidité, t. 1. p. 67, etc.
— Moyens de remédier aux inconvéniens occasionés par les miasmes et les gaz de toute espèce qui peuvent se mêler à l'air et le corrompre, t. 1, p. 80, etc.
— Précautions à prendre dans les coulisses et dans les loges, t. 1, p. 87, etc.

Alimens. — Utilité d'une bonne alimentation t. 1, p. 121.
— Division des alimens, utiles ou nuisibles selon leur nature, selon leur développement, selon leur falsification et selon leurs préparations culinaires, t. 1. p. 122.
— Effets utiles ou nuisibles selon l'état de l'estomac et des intestins. t. 1, p. 123. Selon l'état du système nerveux, t. 1, p. 124, 125, etc.
— Selon la constitution des individus, le sexe, l'état plus ou moins valétudinaire, selon la nature des occupations journalières, t. 1, p. 126.
— Modifications selon les climats et les saisons, t. 1, p. 127.
— Heures des repas, t. 1, p. 129.

— Absence de dérangement pendant le repas, t. 1, p. 131.
— Gaîté et conversation pendant le repas, t. 1, p. 133.
— Quantité de boisson nécessaire en mangeant, t. 1, p. 134.
— Nécessité d'un peu d'exercice après être sorti de table, t. 1, p. 134.
— Dangers de manger trop gloutonnement, t. 1, p. 135.
— Dangers de trop d'abstinence, t. 1, p. 137.
— Dangers d'une alimentation insuffisante, t. 1, p. 137, 138.
— A la suite de grandes fatigues, t. 1, p. 138, 139.
— Mortalité proportionnelle qu'elle cause dans les départemens et parmi les professions, t. 1, p. 139, 140.
— Dans la même profession selon les salaires des ouvriers, t. 1, p. 141.
— Mortalité différentielle dans les prisons selon la quantité et la qualité de la nourriture, t. 1, p. 141, 142.
— Diminution de naissances quand les substances alimentaires diminuent, t. 1, 143.
— Rapport des naissances plus nombreuses et de la diminution des décès avec l'aisance des peuples et la facilité du vivre, t. 1, p. 144, 145.
— Influence d'une alimentation saine sur l'intelligence et sur les facultés morales, t. 1, p. 146.
— Application de ces idées générales à l'artiste dramatique, t. 1, p. 150.
— principaux mets qu'il doit éviter, t. 1, p. 153.

— Heure de son repas de l'après-midi, t. 1, p. 156.
— Conséquence heureuse de la mise à exécution de ces différens préceptes, t. 1, p. 158.

Amour. — Conditions que l'amour doit remplir selon Cabanis, t. 2, p. 22.
— Distinction entre l'amour utile et l'amour nuisible, t. 2, p. 19, 20.
— Effets de l'amour utile sur l'artiste dramatique, t. 2, p. 24, etc.
— Son importance pour le talent de l'artiste, t. 2, p. 28.
— Effets de l'amour nuisible, t. 2, p. 30.
— Influences sur la voix, t. 2, p. 31.
— Trois observations particulières, t. 2, p. 32, 34, 37.
— Influence sur la mémoire et sur l'imagination, t. 2, p. 38.
— Deux observations particulières, t. 2, p. 41, 42.
— Influences sur la santé, t. 2, p. 44.
— Une observation particulière, t. 2, p. 56.
— Influences sur l'aptitude et sur le temps nécessaires pour l'étude, t. 2, p. 58.
— Influences sur l'énergie de la volonté et sur l'amour-propre, t. 2, p. 61.
— Influences sur l'être moral de l'artiste, t. 2, p. 63.
— Moyens de prévenir les excès de l'amour, t. 2, p. 77.
— Moyens moraux, t. 2, p. 77.
— Moyens intellectuels, t. 2, p. 78.
— Moyens physiologiques, t. 2, p. 79.

— Moyens de prévenir les résultats de ces excès, t. 2, p. 80.
— S'ils sont passagers, t. 2, p. 81.
— S'ils sont continuels, t. 2, p. 82.
— Dangers plus grands pour l'homme, t. 2, p. 83, 84.
-- Moyens de remédier aux conséquences de ces excès, t. 2. p. 84.
-- Préceptes généraux, t. 2, p. 85.
-- Moyens qui regardent les maladies du cerveau, t. 2, p. 86.
-- Moyens qui regardent les maladies des poumons, t. 2, p. 87.
-- Les maladies du cœur, t. 2, p. 88.
-- Celles du tube digestif, t. 2, p. 88, 89.
-- Celles des voies urinaires, t. 2, p. 89.
-- Celles des organes génitaux, t. 2, p. 89, 90.
-- Moyens qui regardent les nèvroses, t. 2, p. 91.
-- Dernières réflexions, t. 2, p. 93, 94.

Analyse. -- Importance pour l'acteur de l'esprit d'analyse, t. 2, p. 6.
— Sans lui impossibilité de parvenir, à quelque étude qu'on se livre, t. 2, p. 6.
— Avec lui seul on peut devenir célèbre, t. 2, p. 6.
— Réuni à des connaissances variées, il produit les plus beaux résultats, t. 2, p. 6.

Apoplexie. Peut être la conséqnence d'un excès d'alimens, t. 1, p. 136.
— D'une aliénation succulente trop long-temps prolongée, t. 1, p. 136.

— D'un excès d'amour, t. 2, p. 47.
— D'un excès de boissons, t. 1, p. 176 et t. 2, p. 112.
— D'une colère au jeu, t. 2, p. 145.
— D'un chant forcé, t. 1, p. 226, etc.
— D'un vêtement trop serré pendant l'acte de la déclamation ou du chant, t. 1, p. 104.

Art. Ses difficultés, t. 2, p. 3, etc.
— Sa dignité, t. 1, p. 100, etc.
— Sa décadence présente, t. 2, p. 197, etc.
— Moyens de lui rendre son ancien éclat, t. 2, p. 221, etc.

Artistes (dramatiques). Influences physiques, t. 1.
— Morales, t. 2.
— Sociales auxquelles ils sont exposés.
— La mobilité de leur caractère, t. 2, p. 175.
— L'irritabilité de leur système nerveux, soit en santé, soit malades, t. 1, p. 292.
— La fraternité qui règne entre eux, t. 2, p. 203.

Astringens. Leur utilité dans les angines. Atoniques des chanteurs, t. 1, p. 253.

B.

Bains. De propreté de 20 à 25 degrés, utiles pour la conservation de la souplesse et de la douceur de la voix, t. 1, p. 248.

— Opinion de Mercuriales sur les bains, relativement aux hernies suite d'efforts vocaux, t. 1, p. 235.
— Prédilection de Galien et de Ramazzini pour les bains, dans le but d'améliorer et de conserver la voix, t. 1, p. 247.

BANDAGE (herniaire). Conseil de Ramazzini à ce sujet, t. 1, p. 236.
Il ne faut s'en servir qu'en cas de menace évidente de hernie, t. 1, p. 236.
— Son usage est encore utile quand l'abdomen est trop volumineux et retombe en avant.

BEAUX-ARTS. Leur utilité pour la santé, t. 2, p. 254, etc.
— Leur avantage dans les maladies, *idem*.
— Exemples de leurs principaux effets, t. 2, p. 246, 249, etc.
— C'est un des plus puissans secours que l'hygiène puisse employer, t. 2, p. 259, etc.

BIEN-ÊTRE (ou aisance). Nécessaire pour pouvoir mettre à profit les règles de l'hygiène, t. 2, p. 263, etc.
— Moyens de se procurer et de conserver ce bien-être, t. 2, p. 271.

BILE. Ses altérations chez les ivrognes, t. 1, p. 175.
— Dans les passions. t. 2, p. 45, 101, 144, etc.

BOISSONS. Utilité de la connaissance des boissons, t. 1, p. 160.
— Définition, t. 1, p. 160.
— Actions, p. 161.

— Soif, t. 1, p. 162.
— Moyens de la tromper, p. 163.
— Classification des boissons, t. 1, p. 164.
— Différente salubrité des eaux, t. 1, p. 164, 165.
— Caractère d'une eau potable, t. 1, p. 164.
— Salubrité différentielle des eaux de Paris, t. 1, p. 167.
— Du café, t. 1, p. 168.
— De ses propriétés, t. 1, p. 169.
— Conseils à ce sujet, t. 1, p. 170, etc.
— Du thé, t. 1, p. 172.
— Conseils à son égard, t. 1, p. 172, 173.
— Liqueurs alcooliques, t. 1. p. 173.
— Le goût que les hommes ont pour elles, t. 1, p. 173.
— Actions diverses des liqueurs selon la quantité d'alcool qu'elles contiennent, t. 1, p. 174.
— Selon les gaz, p. 174.
— Les matières sucrées, p. 174.
— Les matières colorantes dont elles sont composées.
— Actions sur le tube digestif, t. 1, p. 175.
— Sur le foie, p. 175.
— Sur le système nerveux, t. 1, p. 176.
— Maladies chez les ivrognes, t. 1, p. 177.
— Leur mortalité, t. 1, p. 178.
— Usage des boissons alcooliques selon les climats, t. 1, p. 179.
— Température d'ingestion, t. 1, p. 180.
— Heure d'ingestion, t. 1, p. 180.
— Etat de l'organisme au moment de boire, t. 1, p. 181.
— De la boisson pendant le repas, t. 1, p. 181.

--- Applications à l'artiste dramatique, t. 1, p. 182, 183.

BONHEUR. Dépendant pour l'artiste d'une alimentation saine, prise à des heures convenables, t. 1, p. 158, 159.
--- De l'absence des passions perturbatrices, t. 2.
--- De rétributions pécuniaires raisonnables et assurées, t. 2, p. 228.

C.

CAFÉ. Ses inconvéniens, t. 2, p. 169, etc.
— Ses avantages, t. 1, p. 170, 171.
— Différence d'opinions à laquelle il a donné lieu t. 1, p. 169.
— Son utilité contre l'ivresse, t. 2, p. 125.
— Contre l'émotion, t. 1, p. 300.

CAISSES DE PRÉVOYANCE. Utilité dont elles seraient pour l'artiste dramatique, t. 2, p. 203, etc.

CASTRATION. Son influence sur la voix de l'homme, t. 1, p. 245.

CERVEAU. Lésions dont il peut être affecté à la suite de fatigues érotiques, t. 2, p. 47.
— D'excès d'ivresse, t. 1, p. 177, etc.
— De jeu, t. 2, p. 145.
— A la suite d'efforts pour chanter, t. 1, p. 226.

— A la suite d'excès dans l'alimentation, t. 1, p. 136.
— Dans les travaux intellectuels, t. 2, p. 8.

CHANT. Utilité de son exercice modéré, t. 1, p. 238.
— Inconvéniens de son exagération, t. 1, p. 225, etc.
— Des respirations qu'il faut y prendre, t. 1, p. 231.
— Des hernies qu'il peut occasioner, t. 1, p. 234, etc.

CHANVRE. Innocuité des eaux où le chanvre a roui, t. 1, p. 166.
— Moyens pour les rendre bonnes, t. 1, p. 166.

CIRCULATION. Troubles de la circulation à la suite des fatigues de la voix, t. 1, p. 226, etc.
— De l'amour, t. 2, p. 46.
— De la passion du vin, t. 2, p. 101.
— De celle du jeu, t. 2, p. 144, 145.
— Dans l'expression des passions, t. 1, p. 272.
— Dans l'émotion, t. 1, p. 303.
— Ses mouvemens favorables dans les passions douces, t. 1, p. 267.
— Dans les gestes et l'agitation modérée de la scène t. 1, p. 203.

CLIMATS. Leurs différentes influences, t. 1, p. 45, etc.
— Précautions qu'on doit employer contre eux relatives aux habitations particulières, t. 1, p. 49.
— Relatives à la scène, aux coulisses et aux loges, t. 1, p. 50, 51.
— Relatives aux vêtemens dont on doit se couvrir, t. 1, p. 53, etc.
— Effets des climats sur la voix, t. 1, p. 242, 246.

Continence. Son action sur la voix, t. 1, p. 248.
— Sur l'expression de l'amour, t. 2, p. 29.

Corsets. Inconvéniens des corsets trop serrés pendant la déclamation ou le chant, t. 1, p. 104, etc.

Cravates. Inconvéniens des cravates trop hautes, trop dures et trop serrées, pendant que l'artiste déclame ou chante, t. 1, p. 104, etc.

Crimes. Moins communs dans les sociétés dramatiques que dans le monde, t. 2, p. 203, etc.
— Causes de cet avantage, t. 2, p. 207.

D.

Déclamation. Son utilité dans l'éducation de la jeunesse des collèges, t. 1, p. 240.
— Son influence favorable sur les organes pulmonaires, t. 1, p. 237, etc.

Démence. Suite des excès dans les plaisirs de l'amour t. 2, p. 47, 48, etc.
— Suite de l'ivrognerie, t. 2, p. 98, 99.
— Suite de la passion effrénée du jeu, t. 2, p. 145, 160.

E.

Eau. Différentes sortes d'eaux, t. 1, p. 164, etc.

— Qualités d'une eau potable, t. 1, p. 164.
— Eaux non potables, t. 1, p. 164.
— Manière de conserver l'eau, t. 1, p. 166.

EPICES. Éviter en général leur emploi exagéré dans les mets dont on se nourrit, t. 1, 155.

ESTOMAC. Faire attention à l'état où il se trouve avant de manger, t. 1, p. 124.

ÉTUDES. Nécessité de l'étude pour réussir dans l'art dramatique, t. 2, p. 314, etc.
— Danger de l'étude trop prolongée, t. 2, p. 7, etc.
— Conseils relatifs à l'étude, t. 2, p. 9, etc.
— Études dramatiques menées de front avec les autres travaux de la profession, t. 2, p. 15, etc.

EXERCICE. Nécessité de l'exercice contre les inconvéniens de l'humidité atmosphérique, t. 1, p. 53, 72, 75, etc.
— Après les repas, pour faciliter la digestion, t. 1, p. 134.
— Avantages de l'exercice que l'acteur prend sur la scène, t. 1, p. 189, etc.
— Exercice utile pour remédier aux fatigues de l'amour, t. 2, p. 81, etc.
— Du jeu, t. 2, p. 167, 168.

ÉMOTION. Est très nuisible à l'acteur, t. 1, p. 288.
— Moyens de s'en préserver, t. 1, p. 301, etc.
— Moyens hygiéniques et artistiques d'y remédier, t. 1, p. 303, etc.

Expression (des passions). Ne doit causer à l'acteur que quelques fatigues physiologiques, t. 1, p. 266.
— L'acteur ne doit point ressentir les passions qu'il exprime, t. 1, p. 265.
— L'expression est un moyen de faire oublier une voix désagréable, t. 1, p. 261.

Éréthisme nerveux. Utile contre le froid humide de la scène et des coulisses, t. 1, p. 118, 119.

Espace. Rapport qui doit exister entre la puissance vocale de l'acteur et l'espace dans lequel il se fait entendre, t. 1, p. 90, 91.

F.

Froid. Ses dangers quand l'éréthisme nerveux de l'acteur a cessé, t. 1, p. 119.
— Son utilité pour donner plus de force à la voix, t. 1, p. 246.

Frictions. Leur utilité pour maintenir la santé, t. 1, p. 69.

G.

Gangrène. Suite de l'abus des liqueurs fortes dans les pays très froids, t. 1, p. 179.

Goutte. Suite des abus de l'amour, t. 2, p. 57.
— Des abus de la bonne chère, t. 1, p. 136, etc.
— Douleurs de goutte oubliées pendant une vive excitation nerveuse, soit sur la scène, t. 2, p. 246, soit dans toute autre profession, t. 2, p. 239.

H.

Habitudes. Pouvoir de l'habitude dans l'expression des passions, t. 1, p. 280.
— Contre l'émotion, t. 1, p. 301.
— Pour adoucir les maux que l'homme éprouve, t. 2, p. 236.

Hypochondriacie. Causée quelquefois par le préjugé, t. 2, p. 211, 212.
— Guérie quelquefois par une représentation comique, t. 2, p. 255.
— La culture des lettres, t. 2, p. 256.

I.

Imagination. Son utilité dans l'art dramatique, t. 1. p. 266, 302.
— S'altère ou s'éteint par les abus de l'amour, la passion du vin et celle du jeu, t. 2, p. 39, 113, etc.

— Les professions où elle domine y trouvent mille douceurs, t. 240, 241.

Impression (des passions). L'acteur doit éviter de ressentir l'impression des passions scéniques, t. 1, p. 279.

J.

Jalousie. Ses causes, t. 2, p. 173.
— Ses effets sur l'acteur, t. 2, p. 177.
— Sur son talent, t. 2, p. 183.
— Moyens qu'il doit mettre en usage pour l'éviter 185.

Jeu. La fréquence de cette passion chez les acteurs, t. 2, p. 141.
— Altération qu'elle fait éprouver à la santé, t. 2, p. 142, 143.
— Au talent de l'acteur, t. 2, p. 149.
— Différentes nuances qu'elles présententent, t. 2, p. 153, etc.
— Conseils à ce sujet, t. 2, p. 164.

L.

Lavemens. Leur utilité, t. 2, p. 12.
— Exagération des artistes et des gens du monde à cet égard, t. 2, p. 12.

— Précautions à prendre en en faisant usage, t. 2, p. 13, etc.

Lettres. Leur influence dans les maladies et dans les afflictions de l'homme, t. 2, p. 255, 256, 257.

M.

Matrice. Influence des altérations de cet organe sur la voix, t. 1, p. 245, 248, 249, etc.
— Influence des excès de l'amour sur cet organe, t. 2, p. 46.

Mémoire. Effets des excès de l'amour sur la mémoire, t. 2, p. 38, 39.
— Des excès du vin, t. 2, p. 112.

Misère. Ses causes, les passions, t. 2, p. 62, 158.
— L'inconduite, t. 2, p. 270.
— Les banqueroutes des directeurs, t. 2, p. 221.
— La concurrence dans le monde dramatique comme ailleurs, *id.*, *id.*
— L'indifférence publique pour l'art, t. 2, p. 215.
— Ses effets. Augmente la population, t. 2, p. 264.
— Accroît les maladies, t. 2, p. 265.
— Augmente la mortalité, t. 2, p. 267.
— Favorise les aliénations mentales, t. 2, p. 269.
— Les vices, t. 2, p. 264.
— Les suicides, t. 2, p. 269.
— Enlève à l'acteur ses moyens physiques, t. 1, p. 151.

— Et moraux, t. 1, p. 152.
— Moyens de prévenir la misère des artistes dramatiques. La bonne conduite des administrations dramatiques, t. 2, p. 263.
— Bonne conduite des acteurs en particulier', *Id.*
— Protection de la part du pouvoir et du public pour l'art véritable, t. 2. p. 271.
— Observations des règles de l'hygiène physique et morale, t. 2, p. 272, etc.

Mouvemens. Mouvemens que l'art dramatique exige, t. 1, p. 188, 189, etc.
— Doivent avoir en général peu d'énergie, t. 1, p. 195, 197, etc.
— Leurs variétés, t. 1, p. 189, etc.
— Leurs résultats sur l'artiste, t. 1, p. 192, 195, 198, etc.
— Effet des mouvemens exclusifs des extrémités inférieures sur les danseurs, t. 1, p. 204, etc.

Musique. Utilité de la musique comme auxiliaire de l'hygiène, t. 2, p. 252, 253.
— Ses effets sur les hommes en général, t. 2, p. 251, etc.
— Ses effets sur les artistes, t. 2, p. 243, 244, 249, etc.

P.

Passions (scéniques). Peu dangereuses pour les artistes dramatiques, t. 1, p. 277.
— Passions réelles, souvent funestes. Leurs effets, t. 2, etc.

— Moyens d'éviter leur exagération, t. 2, p. 77, etc.
— Passsion de la peinture, t. 2, p. 243.
— De la musique, t. 2, p. 243, 244.
— Passion pour la profession qu'on exerce, t. 2, p. 236, 237, etc.
— Résultats de ces différens penchans dans les maladies dont l'homme peut être affligé, t. 2, p. 236, 241, 245, etc.

PEAU. Précautions qu'il faut prendre contre les arrêts de la transpiration insensible qui s'exhale de la peau, t. 1, p. 53, etc., 69, 119.

PRÉJUGÉ. Son existence dans toutes les professions, t. 2, p. 190, 191.
— Ses effets, t. 2, p. 192, 194, etc.
— Utile quelquefois à l'art dramatique, t. 2, p. 201.
— A quelle époque, t. 2, p. 201.
— Utile ou nuisible aux artistes selon diverses circonstances, t. 2, p. 208, etc.
— Le remplacer par d'autres excitans moraux, t. 2, p. 214, 215, etc.

PROFESSION. Influences diverses qui agissent sur les professions, t. 1, p. 2.
— Influences des exercices musculaires dans les professions, t. 1, p. 187, 195.
— Influence du préjugé sur les professions, t. 2, p. 194.
— Influence de l'amour de sa profession sur l'homme en général, t. 2, p. 236, etc.
— Sur l'artiste, t. 2, p. 240, 241.

-- Sur l'artiste dramatique, t. 2, p. 246, 247, 248.
-- Entretenir cet amour de la profession, pour en obtenir des effets hygiéniqnes, t. 2, p. 259, etc.

Prononciation. Nécessité d'une bonne prononciation pour l'artiste, t. 2, p. 4.
--- Répare les effets désagréables d'une voix frêle, ou d'un timbre peu flatteur, t. 1, p. 261.

R.

Régime. Utilité d'un régime salubre pour le développement des facultés corporelles de l'artiste, t. 1, p. 150, etc.
-- De ses facultés intellectuelles, t. 1, p. 152.
-- De ses facultés morales, t. 1, p. 152, etc.
--- Paroles de Larive à ce sujet, t. 1, p. 151, 152.

Relachans. Recommandations de Galien au sujet des alimens relâchans, t. 1, p. 247.

Repos (dans la déclamation). S'habituer à les prendre avec habileté, t. 1, p. 257.
--- Leur différence dans la déclamation et dans le chant, t. 2, p. 257.
--- Utilité de les prendre convenablement, t. 1, p. 257.

Rythme. Celui auquel on a soumis la respiration est un des meilleurs moyens contre l'émotion, t. 1, p. 303.

S.

Saignée. Utile contre les congestions sanguines, menaçantes ou accomplies, t. 2, p. 185, etc.
--- Saignée intempestive ou trop abondante altère la voix, t. 1, p. 244.

Santé. Résulte d'une bonne constitution primitive, et de l'observation des préceptes de l'hygiène, t. 2, p. 53, etc.
-- Ces préceptes sont ou bien généraux, c'est-à-dire s'appliquent à tous les hommes, ou bien spéciaux, c'est-à-dire s'adressent à tel groupe d'hommes ou à tel homme en particulier, t. 2, p. 234.

Sommeil. Son utilité pour la réparation des forces, t. 2, p. 143, etc.
--- Doit être toujours respecté par les passions, t. 2, p. 143, 62, etc.
--- Ne point prendre ses repas aux heures consacrées au sommeil, t. 1, p. 157.
-- Ni se livrer alors aux travaux de l'esprit, t. 2, p. 11.
-- Travailler plutôt de très bon matin que dans la nuit, t. 2, p. 11.

T.

Tempérament. Consulter son tempérament et les pré-

disposițions qu'il occasione, dans ses vêtemens, t. 1, p. 108.
— Dans ses repas, t. 1, p. 126.
— Dans ses travaux intellectuels, t. 2, p. 9 et 10.
— Dans ses passions, t. 2, pages diverses.
— Dans ses maladies.

Thé. Son emploi utile dans les pays froids et humides, t. 1, p. 172.
— Moins nécessaires dans les contrées tempérées et sèches, t. 1, p. 172.
— Boisson agréable et utile, *id.*, *id.*

V.

Vents. Se garder du vent habituellement régnant dans la position des ouvertures d'un théâtre, t. 1, p. 78.
— Si ce vent est humide. Précautions des Grecs à ce sujet, t. 1, p. 77.

Vêtemens. Leur diversité selon les nations et les habitudes, t. 1, p. 95, etc.
— Leur importance hygiénique, t. 1, p. 98, etc.
— Vêtemens de l'artiste en ville, t. 1, p. 100, etc.
— Au théâtre, p. 101, etc.
— Vêtemens immédiats, p. 101, etc.
— Vêtemens médiats ou costumes.
— Leur couleur, t. 1, p. 105, etc.
— Leur forme, t. 1, p. 109, etc.
— Leur tissu, t. 1, p. 106, etc.
— Vêtemens des artistes du ballet, t. 1, p. 116.

— Cause qui supplée en général sur la scène à la ténuité des tissus dont les costumes sont formés, t. 1, p. 118, etc.

VICES. Moins communs chez les artistes qu'on ne le croit, t. 2, p. 65, etc.
— Préjugé et causes coïncidentes avec le préjugé, les favorisent, t. 2, p. 209.

VIN. Différence du vin et de l'amour, t. 2, p. 36.
— Effets de la passion du vin sur la santé, t. 1, p. 175, t. 2, p.
— Sur la voix de l'artiste, t. 2, p. 109.
— Sur l'imagination, t. 2, p. 114.
— Sur la dignité sociale, t. 2, p. 117.
— Moyens de prévenir cette passion, t. 2, p. 118.
— Moyens de remédier aux accès d'ivresse, t. 2, p. 123.
— Erreurs populaires au sujet de l'ivrognerie, t. 2, p. 128.
— Utilité de l'usage modéré du vin, t. 2, p. 132, 133, etc.

VOIX. Les organes où elle se forme, t. 1, p. 208, etc.
— Son pouvoir dans la vie réelle et sur la scène, t. 1, p. 216, etc.
— Causes qui l'altèrent, t. 1, p. 242, etc.
— Causes qui en favorisent le développement, t. 1, p. 246, etc.
— Effets de l'exercice immodéré du chant ou de la déclamation sur les organes de l'économie, t. 1, p. 225.

— Effets heureux de l'exercice modéré de la voix sur les organes et sur le cœur de l'homme, t. 1, p. 237, etc.
— Précautions qu'il faut prendre à l'égard de la voix; à l'époque de la puberté, et à la suite d'un enrouement atonique, t. 1, p. 233.
— L'art de respirer convenablement et à propos est le meilleur moyen d'éviter les fatigues pulmonaires qui sont quelquefois la suite de l'exercice de la voix, t. 1, p. 255.
— Moyens artistiques de suppléer à une voix peu agréable, t. 1, p. 260.

VOLONTÉ. Nécessité d'une volonté entière et sûre dans l'exercice de l'art dramatique, t. 1, p. 301.
— Dans l'expression des passions, t. 1, p. 266.
— Altération de la volonté par l'amour, t. 2, p. 61.
— Le vin, t. 2, p. 301.
— Le jeu, t. 2, p. 161, etc.
— La jalousie, t. 2, p. 183.

ERRATA

DU PREMIER VOLUME.

Page xxv de l'Avant-propos, au lieu de, *les articles*, lisez : *les artistes*.

Page XXVIII de l'Exposition, au lieu de, *M. Rostand*, lisez : *M. Rostan*.

Page 50, au lieu de, *à la levée du rideau*, lisez : *au lever du rideau*.

Page 62, au lieu de, *lubrefie*, lisez : *lubrifie*.

Page 180, au lieu de, *la respiration cutanée*, lisez : *la perspiration cutanée*.

Page 119, au lieu de, *péripheric entamée*, lisez : *periphérie cutanée*.

Page 239, au lieu de, *Monval*, lisez : *Monvel*.

DEUZIÈME VOLUME.

Page 183, au lieu de, *mousseuse parfumée*, lisez : *mousseuse et parfumée*.

Page 252, au lieu de, *cette hymne énergique excitait seule*, lisez : *cet hymne énergique excitait seul*, etc.

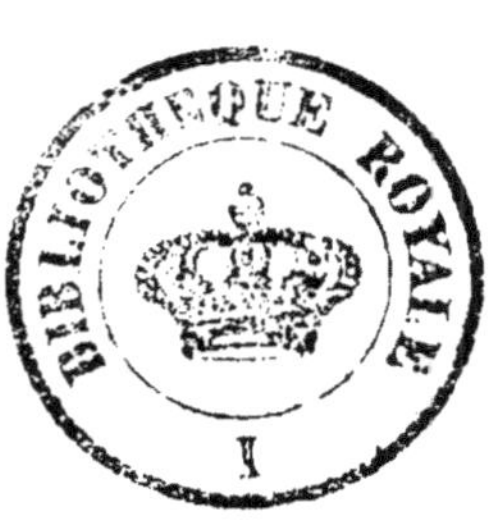
BIBLIOTHEQUE ROYALE
I

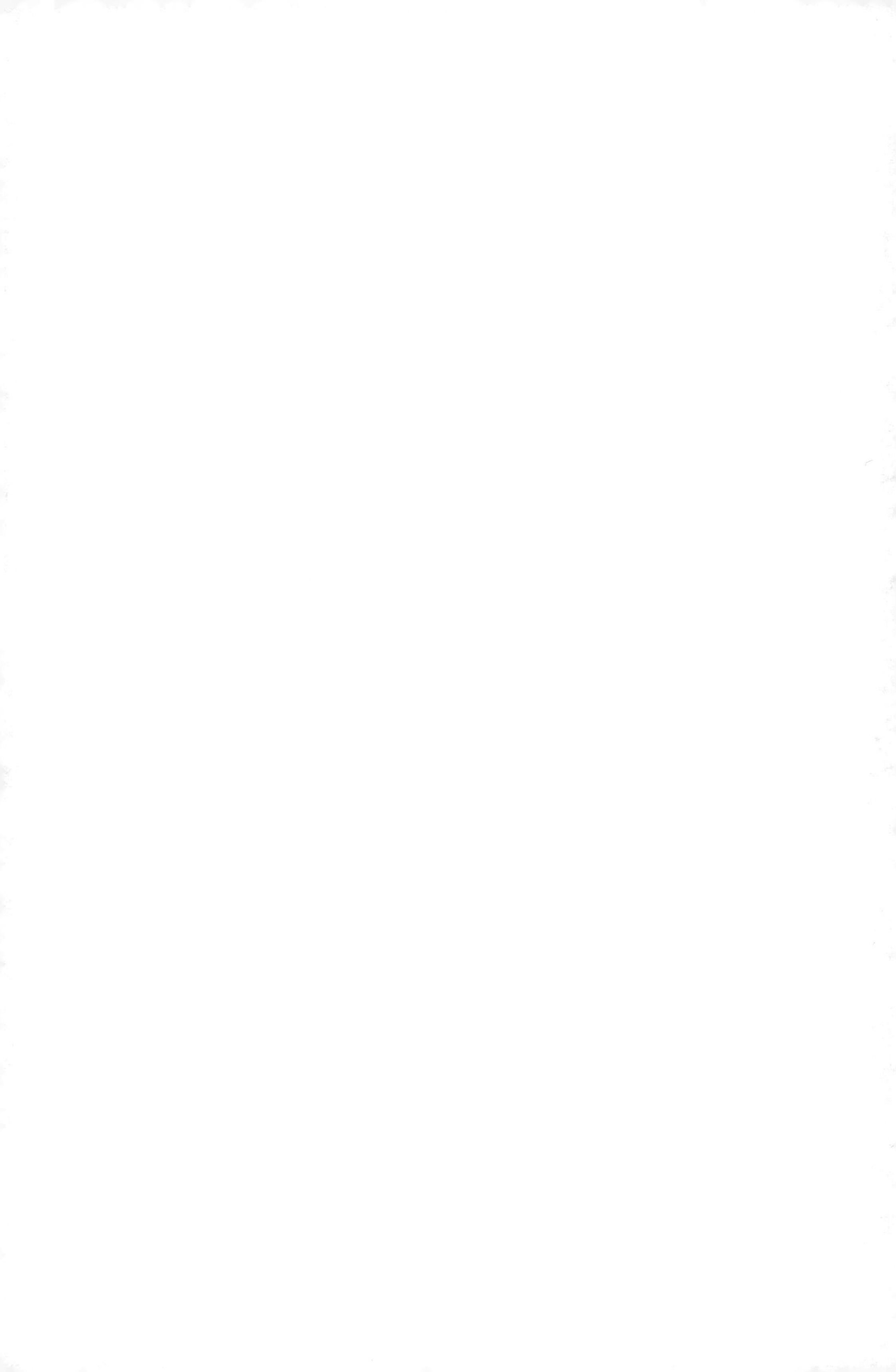

www.ingramcontent.com/pod-product-compliance
Lightning Source LLC
LaVergne TN
LVHW020542230826
846091LV00002B/364

* 9 7 8 2 3 2 9 3 6 1 3 5 2 *